急诊机械通气基础

［美］苏珊·R.威尔科克斯
［美］安妮·艾登
［美］艾维·G.马尔科利尼

著

单可记 梁 艳 张军伟

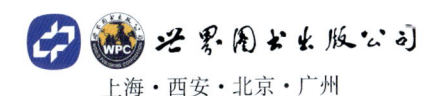

主译

世界图书出版公司
上海·西安·北京·广州

图书在版编目(CIP)数据

急诊机械通气基础/(美)苏珊·R.威尔科克斯,(美)安妮·艾登,(美)艾维·G.马尔科利尼著;单可记,梁艳,张军伟译. —上海:上海世界图书出版公司,2020.4(2023.3重印)

ISBN 978-7-5192-7023-0

Ⅰ.①急… Ⅱ.①苏…②安…③艾…④单…⑤梁…⑥张… Ⅲ.①呼吸器-基本知识 Ⅳ.①R459.6

中国版本图书馆CIP数据核字(2019)第269122号

书　名	急诊机械通气基础 Jizhen Jixie Tongqi Jichu
著　者	[美]苏珊·R.威尔科克斯　[美]安妮·艾登 [美]艾维·G.马尔科利尼
主　译	单可记　梁　艳　张军伟
责任编辑	陈寅莹
装帧设计	南京展望文化发展有限公司
出版发行	上海世界图书出版公司
地　址	上海市广中路88号9-10楼
邮　编	200083
网　址	http://www.wpcsh.com
经　销	新华书店
印　刷	上海景条印刷有限公司
开　本	889 mm× 1194 mm　1/32
印　张	3.75
字　数	100千字
印　数	3201-4200
版　次	2020年4月第1版　2023年3月第3次印刷
版权登记	图字09-2019-648号
书　号	ISBN 978-7-5192-7023-0 / R·528
定　价	80.00元

版权所有　翻印必究

如发现印装质量问题,请与印刷厂联系
(质检科电话:021-59815621)

主　译

单可记　梁　艳　张军伟

译　者（按姓氏拼音排序）

陈志诚　天津市宝坻区人民医院
程　呈　北京大学人民医院
程显胜　烟台市福山区天府中医医院
单可记　昆明医科大学第一附属医院
金春华　绍兴市人民医院
康　德　漳州正兴医院
梁　艳　浙江省苍南县人民医院
梁宇鹏　三门峡市中心医院
刘春广　天津市宝坻区人民医院
刘树元　中国人民解放军总医院第六医学中心
隆　毅　重庆市肿瘤医院
陆晓旻　江苏省中医院
辛天宇　中国人民解放军总医院第六医学中心
杨　梅　重庆市第六人民医院
张　剑　保定市第一中心医院
张军伟　华北理工大学附属医院
赵　鹏　中国石油中心医院

致 谢

感谢原著作者

感谢"重症行者翻译组"的辛勤劳动

——单可记、梁 艳、张军伟

序

曾经和朋友们在一起聊到一个话题,国内外急危重病医学存在哪些差距?结果是,仁者见仁,智者见智。在我看来,国内在医护人员的同质化培训方面还存在不足。

众所周知,机械通气是治疗呼吸衰竭的有效"武器"。规范使用机械通气是每一位重症医生的基本技能,也是救治患者的关键技术。

迄今为止,国内外机械通气相关的专著很多。初学者往往没有太多时间和精力去消化那些大部头的专著。许多初学者都希望能拥有一本通熟易懂、注重实战环境的教材,以便达到事半功倍的效果。

《急诊机械通气基础》是一本适合初学者掌握机械通气技术难得的口袋用书。其内容涵盖呼吸病理生理、无创机械通气、有创机械通气模式及参数调节。全书深入浅出、图文并茂,非常适合初学者入门学习机械通气。

翻译本书的译者是国内重症医学专业领域一群年轻有为的后起之秀。他们是"重症医学翻译组"的部分成员。他们渴望获得新知识和新技能,愿意与同行分享和传播这些新知识和新技能。译者们夜以继日的工作作风和如饥似渴的求知欲望打动了我。是以,欣然为之作序。

与国外相比,我国重症医学是一个年轻的学科。近10来年,是重症医学快速发展的黄金时代。值得欣慰的是，重症人有天生的"危机意识"，我们一直紧盯着世界本专业领域跑道的前沿，我们紧跟在领跑者的身后！

未来学科的发展，依靠的是大批热爱本职工作的专业人才。令人欣喜的是，我们有许多"知不足"的年轻人，默默地在为重症医学贡献自己的光和热。感谢我们一路同行！

由于译者水平所限，难免存在不足，望大家批评指正。

东南大学附属中大医院重症医学

作者简介

苏珊·R. 威尔科克斯（Susan R. Wilcox） 毕业于华盛顿大学医学院，在哈佛大学急诊医学住院医生规培项目中接受急救医学培训。随后，她作为研究员在麻省总医院（MGH）完成了麻醉危重病医学方面的学业。从此之后，她一直在急诊科和ICU工作，包括在外科、内科和心脏危重症患者的治疗。她目前是哈佛大学医学院的急诊医学助理教授，同时也是MGH急诊医学系重症医学科主任。

安妮·艾登（Ani Aydin） 是耶鲁大学医学院的急诊医学助理教授。她在马里兰州巴尔的摩市的R. 亚当斯·考利（R. Adams Cowley）休克创伤中心完成了创伤外科重症医学的研究。目前在耶鲁纽黑文医院急诊科和外科ICU病房担任主治医生。艾登医生同时也是急诊医学和重症医学兴趣小组学术协会的创始人、前任主席。

艾维·G. 马尔科利尼（Evie G. Marcolini） 是佛蒙特大学医学院急诊医学和神经外科重症病房的助理教授。她在马里兰州巴尔的摩市的R. 亚当斯·考利休克创伤中心完成了重症创伤外科的研究，现在她在佛蒙特大学医学中心的急诊科和神经外科重症病房从事临床工作。艾维是美国急诊医学会的董事会成员，同时还是美国危重病学会、神经重症学会和佛蒙特大学医学中心的伦理委员会成员。在业余时间，她喜欢和丈夫还有两条西伯利亚哈士奇待在一起。

目　录

第一章　前言 1

第二章　术语和定义 4

　　呼吸机基础知识 4
　　生理学术语 4
　　机械通气呼吸周期的各阶段 5
　　呼吸机设置 7
　　机械通气模式 10

第三章　生理学和病理生理学复习 14

　　气体交换 14
　　有关氧合的问题 16
　　通气的相关问题 25
　　顺应性和阻力 26

第四章　无创呼吸支持 32

　　氧气支持 32
　　高流量鼻导管吸氧 32
　　无创正压通气 34

第五章　有创机械通气模式 39

有创通气的模式 39
呼吸机的压力 45

第六章　认识呼吸机屏幕 49

第七章　呼吸机的使用 56

患者接受机械通气时的预期生理变化 56
呼吸机的设置 57
呼吸机初始设置之后 61

第八章　具体疾病的机械通气：急性呼吸窘迫综合征 63

肺复张操作 66
神经肌肉阻滞 68

第九章　具体疾病的机械通气：哮喘与慢性阻塞性肺疾病 72

慢性阻塞性肺疾病 77

第十章　具体疾病的机械通气：神经损伤 82

创伤性脑损伤 82
缺血性卒中 85
颅内出血 86
癫痫持续状态 87

第十一章　呼吸机报警的故障排查 90

第十二章　机械通气案例 93
　　案例 93
　　案例答案 98

第十三章　总结和主要理念 105

第一章
前　言

对于因呼吸窘迫而来急诊科就诊的患者，常常需要给予机械通气。机械通气的适应证有：气道保护、治疗低氧性呼吸衰竭、治疗高碳酸血症，或低氧合并高碳酸血症的呼吸衰竭。在某些情况下，如创伤性损伤患者和需要紧急影像学检查的患者，在急诊室处理抢救治疗时就需要进行气管插管并进行机械通气。然而，对于气管插管和机械通气的启动，我们需要高度重视，因为该治疗支持手段会影响到患者的整个病程。

在传统上，机械通气并非急诊医学实践教学的核心内容，有关机械通气的内容是由重症医学科的医生和呼吸治疗师来完成的。然而，随着患者在急诊就诊次数的增加，以及患者的易感性增加，急诊科医生遇到需要机械通气的患者也越来越多。此外，越来越多的证据表明，良好的呼吸机管理在所有危重患者中都是非常重要的。

与急诊科医生执行的许多操作和评估相比，基本的机械通气管理还是相当简单的。虽然偶尔也会遇到氧合极差和通气极其困难，需要专家指导协助的患者，但绝大多数患者都是可以应用明确的、有循证支持的原则进行治疗的。由于术语众多且容易混淆（许多临床医生对于相同的模式或设置使用的是同义词）、呼吸机品牌之间的微小差异，对呼吸机不熟悉，或呼吸机的管理就是由他人来进行的，这使得呼吸机管理看起来很吓人。本书的目的有以下几种。

1. 使急诊科临床医师熟悉常用的机械通气术语。
2. 回顾与机械通气有关的肺生理的主要内容。
3. 讨论选择呼吸机设置的基本原则。
4. 为急诊需要机械通气的急性呼吸窘迫综合征(acute respiratory distress syndrome, ARDS)、哮喘、慢性阻塞性肺疾病(chronic obstructive pulmonary disease, COPD)和创伤性脑损伤患者制订治疗策略。
5. 评估和处理机械通气过程中出现的紧急情况。

关于本教学材料的风格和作用，有以下几点说明。首先，作者认为本材料适合知识渊博、经验丰富的临床医生，而他们恰好是机械通气方面的新手。通气的解释是故意简化的，以区别于其他版本的材料和教科书，它们也许把问题过于复杂化了。其次，有关机械通气的一些理念在整个册子中会有多次重复，遵循了以不同方式呈现相同信息的教育原则，从而加强读者的理解和记忆。第三，本册子中的内容核心就是提出主要的概念。读者们都知道，现代先进的呼吸机当中，有些可能有备份模式或其他保障措施，允许自动切换模式或实行其他适应患者的安全举措。这些复杂的通气功能细节超出了本册子的范围。然而，作者们认为，只要对核心原理有全面的理解，任何一位急诊科医生都可以为机械通气的患者提供有理有据的急救治疗，并在重症治疗和呼吸治疗当中与同事进行有效的沟通。和医学的许多方面一样，有多种正确的方法来呈现关于机械通气的数据。在这个过程中，我们将重复使用同样的方法来帮助大家复习。

为简洁起见，本册子将不集中讨论机械通气以外的临床管理细节，假设临床医生熟悉所讨论的医疗管理情况。此外，虽然解释血气分析是必要的，还可以为接受机械通气的患者提供良好的照护，但详细的讨论血气分析超出了本册子的内容范围。

第二章
术语和定义

呼吸机基础知识

控制（目标）变量：根据所选择的机械通气模式设定的目标。例如，压力控制和容量控制通气模式。

条件变量：机械通气中的因变量。例如，在容量控制通气模式中，潮气量是设定的变量，而压力是条件变量，可因每次呼吸不同而不同。

触发：即触发吸气相（呼吸机送气）的因素，可以是压力触发、流量触发或时间触发。

切换：决定着吸气的结束，继而开始呼气，例如，在机械通气中有容量切换，压力切换和时间切换。

生理学术语

气道阻力：指机械通气呼吸周期中遇到的对抗力。正常气道阻力 ≤ 5 cmH$_2$O[*]。

肺顺应性：指肺的弹性，或者肺为适应容积或压力的变化而伸展扩张的容易程度。顺应性较低（或弹性回缩力

---

[*] cmH$_2$O 是流体压力非法定单位，1 cm H$_2$O=0.098 kPa。

大）的肺，表现为吸气性呼吸困难，这样的肺被通俗地称为"僵硬"肺。顺应性差的例子是限制性肺疾病的患者，如肺纤维化。相反，顺应性较高（或弹性回缩力低）的肺，表现为呼气性呼吸困难，如阻塞性肺疾病。

肺泡塌陷：由于肺不张引起的气体交换表面积的减少。肺泡塌陷是导致气管插管患者逐渐发生低氧血症的最常见原因之一，可通过增加呼气末正压将其降至最低。

肺复张：通过施加压力重新打开塌陷或肺不张区域来恢复气体交换表面积。

预测体重（或理想体重）：确定呼吸机设置时应使用的体重，而不是实际体重。肺容积主要由性别和身高决定，因此，这两个因素用于确定预测体重（或理想体重）。男性的计算公式为：PBW（kg）=50+2.3（身高英尺-60），女性的计算公式为：PBW（kg）=45.5+2.3（身高英尺-60）[*]。

机械通气呼吸周期的各阶段

起始期：机械通气呼吸的开始，无论是由患者触发还是由机器触发。患者开始呼吸时，你会看到压力波形轻微的负向（负压）（图2-1）。

吸气期：机械通气呼吸的一部分，在此期间有气流进入患者肺部以达到最大气道压力、气道峰压（PIP或P_{peak}）和潮气量（TV或VT）（图2-2）。

---

[*] 男性理想体重（kg）= 50 + 0.91 ×［身高（cm）-152.4］；女性理想体重（kg）= 45.5 + 0.91 ×［身高（cm）-152.4］。

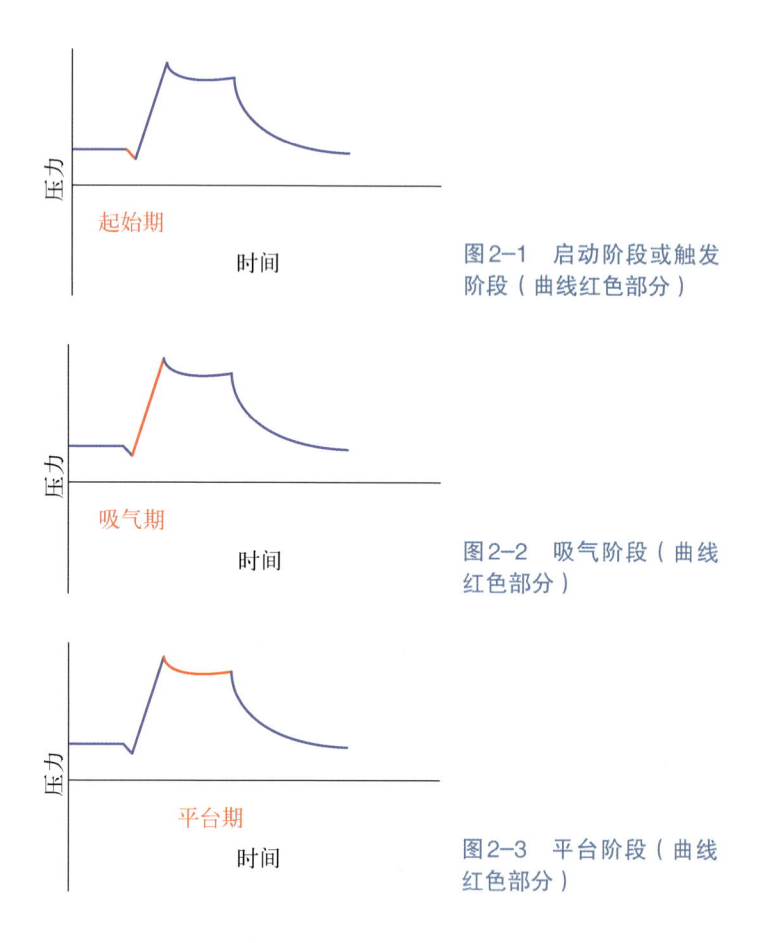

图2-1 启动阶段或触发阶段（曲线红色部分）

图2-2 吸气阶段（曲线红色部分）

图2-3 平台阶段（曲线红色部分）

平台期：在机械通气呼吸中并不常规出现，但可作为评估平台压力（P_{plat}）的重要诊断操作进行检查。随着气流的停止，平台压力和潮气量（TV或VT）短时间内保持不变（图2-3）。

呼气期：在机械通气过程中，呼气是一个被动过程。呼气期的开始可以是容量切换（达到最大潮气量时）、时间切换（在设定的时间秒数后）或流速切换（达到一定流

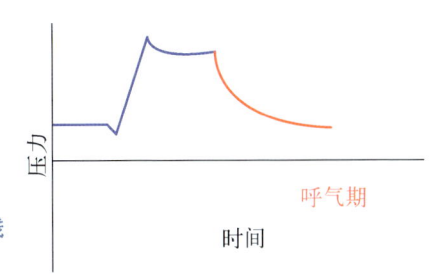

图2-4 呼气阶段（曲线红色部分）

速后）（图2-4）。

呼吸机设置

吸气峰压力（peak inspiratory pressure, PIP或P_{peak}）：吸气相气道内的最大压力。该数值经常显示在呼吸机屏幕上，它是由一段时间内的气流产生的，因此PIP是由气道阻力和顺应性共同决定的。按照惯例，机械通气中的所有压力均以cmH_2O报道，最好以PIP<35 cmH_2O为目标。

平台压(plateau pressure, P_{plat})：在平台期肺泡内的压力，在此过程中气流停止或患者屏气。要计算此值，临床医生可以按下呼吸机上的吸气保持按钮。平台压力实际上是每次机械通气呼吸时肺泡的压力，并反映着气道的顺应性。为防止肺损伤，P_{plat}应维持在<30 cmH_2O。

呼气末正压(positive end-expiratory pressure, PEEP)：呼气末气道内保持的正压。这种额外施加的正压有助于通过防止呼气末肺泡塌陷来预防肺不张。PEEP通常设定在5 cmH_2O或更高，它也是呼吸机初始设置的一部分。由临床医生设定的PEEP也被称为外源性PEEP或PEEPe，以区别于气体陷闭所产生的PEEP。按照惯例，如果没有特别说明，PEEP通常指的是PEEPe。

内源性PEEP(intrinsic PEEP, PEEPi)或称autoPEEP：由于呼气不完全而使气体滞留在肺内而产生的压力，可发生于阻塞性肺疾病患者。这个数值可以通过在呼吸机上按下呼气暂停或呼气保持键来测量。

驱动压力(driving pressure, ΔP)：描述吸气过程中气道压力发生变化的术语，等于平台压力与PEEP之差(P_{plat}-PEEP)。例如，某患者的P_{plat} 30 cmH$_2$O，PEEP 10 cmH$_2$O，则驱动压力是20 cmH$_2$O。换句话说，20 cmH$_2$O是施加于肺组织使肺膨胀的压力。

吸气时间(inspiratory time, iTime)：呼吸机送入一定的潮气量（在容量控制模式中）需做的时间，或保持一定气道压力（在压力控制模式中）的持续时间。

呼气时间(expiratory time, eTime)：设定用于完全呼出机械通气所交付的潮气量的时间。

I∶E比率或吸气时间与呼气时间的比率：通常设置为1∶2、1∶3等。I∶E比值可通过改变吸气时间、吸气流速或呼吸频率在呼吸机上直接或间接设定。按照惯例，降低比率意味着增加呼气时间。例如，1∶3就小于1∶2，就像1/3小于1/2一样。

吸气峰流量：指吸气的气流速率，以L/min表示。一般设置在60 L/min。增加和减少吸气流量是间接改变I∶E比率的方法。例如，某患者的呼吸频率设定为20次/min，如果没有更多呼吸次数，那么每个完整的呼吸周期为3 s。如果你增加吸气流量，吸气速率会更快，这就为呼气留出了更多的时间。因此，吸气流量间接改变了I∶E比率。

潮气量（tidal volume, TV 或 VT）：每次呼吸输送给患者的气体量。潮气量最好以毫升（如 450 ml）和毫升每千克预测体重（如 6 ml/kg）来表示，就像在儿科中描述药物剂量一样。临床医生可以选择将呼吸机设置为容量控制模式，每次呼吸的潮气量将保持恒定。在压力控制模式下，压力是恒定的，但潮气量是一个变量，并且会随着每次呼吸而略有变化。无论如何，每一种通气方式都会产生潮气量。图 2-5 说明了潮气量，流速和压力波形之间的相关性。这与呼吸机屏幕上可能看到的情况类似。有关患者呼吸机屏幕类似波形的临床示例见图 6-1。

呼吸频率（respiratory rate，RR 或 *f*）：呼吸机每分钟强制性输送的呼吸次数。但是，重要的是要注意患者的实际呼吸可以超过这个设定的呼吸频率的，因此必须记录你设定的 RR 和患者的实际 RR；这两个值都可以在呼吸机屏幕上找到。此外，还要记住，RR 是决定呼气时间的关键因素。例如，如果患者的 RR 为 10 次 /min 呼吸

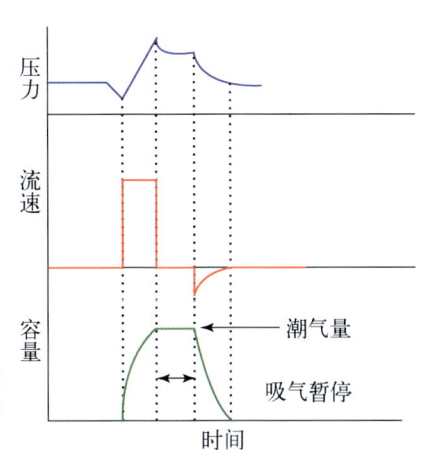

图 2-5 压力-时间、流量-时间和容量-时间曲线的典型呼吸机波形

(bpm*），他的每个呼吸周期将有 6 s［(60 s/min)/10 bpm= 6 s］。20次/min的RR，那每个呼吸周期则只有3 s。

每分钟通气量（minute ventilation, V̇E、V̇e或MV）：患者在1 min内接受的通气量，以潮气量乘以呼吸频率(TV × RR)计算，以升每分钟(L/min)表示。大多数健康成人的最低每分钟通气量为4～6 L/min，但危重患者，如需要代偿代谢性酸中毒的患者，可能需要每分钟通气12 L，甚至更高以满足他们的需求。

吸入氧浓度(fraction of inspired oxygen, FiO_2)：呼吸机在吸气过程中输送的氧气的浓度，以百分比表示。室内空气中氧的体积分数为21%。呼吸机可以输送不同浓度的氧气，最高可达100%。

机械通气模式

常见通气模式

辅助控制(assist control，AC)：一种常用的通气模式，也是急诊科最安全的通气模式之一。患者接受相同的呼吸，每次呼吸的参数与临床医生设定的相同。他们可能会进行额外的呼吸，或者过度呼吸，但每次呼吸都会交付相同的设定参数。辅助控制可以临床医生设定所需的容量为目标（容量控制，volume control，AC/VC），也可以临床医生选择所需的压力为目标（压力控制，pressure control，AC/PC）。

---

* bpm，beats per minute 的缩写，每分钟心跳次数，非法定单位。

同步间歇指令通气 (synchronized intermittent mandatory ventilation，SIMV)：一种间歇指令通气，即 IMV。设置的参数类似于 AC，设置可以是容量控制 (SIMV-VC) 或压力控制 (SIMV-PC)。与 AC 类似，SIMV 中的每个强制呼吸将提供相同的设置参数。但是，在额外的自主呼吸中，患者将只接受压力支持或持续气道正压。例如，在 SIMV-VC 中，我们可以设置一个潮气量，只要患者没有呼吸，每次机械通气都能达到这个潮气量。然而，根据患者和气道因素，这种通气模式下自主呼吸可以有更多的可变潮气量。

压力调节容量控制 (pressure regulated volume control，PRVC)：将容量控制和压力控制的最佳属性结合在一起的辅助控制通气模式。临床医生选择设定所需的潮气量，呼吸机在尽可能低的压力下给予每次呼吸以达到目标潮气量。如果压力过高且达到预定的最高压力水平，呼吸机将停止送气并切换进入呼气阶段，以防止气道压力过高而导致肺损伤。在这种通气模式下，呼吸机自动根据肺顺应性调整压力目标，以帮助实现设定的潮气量。

压力支持 (pressure support，PS)：对患者触发的每一次呼吸给予部分压力进行支持的通气模式，其间患者除了接受固定的压力（如 PEEP）之外，还接受了额外的支持压力。在这种模式下，临床医生可以设定 PEEP 和在 PEEP 之上的额外支持压力。不过在该模式中，吸气峰流量、呼吸频率和潮气量都不是独立固定的变量，它们是由患者的呼吸努力决定的。每一次呼吸均由患者触发，当患者停止用力时，呼吸机则停止给予驱动压力或 PEEP 之上的支持压力。因此，采用这种通气模式的患者必须能够自主呼吸。

无创正压通气(noninvasive positive pressure ventilation，NIPPV)：包括了两种无创通气模式，由于没有进行气管插管，患者的气道是得不到保障的。这些通气模式是通过紧凑的面罩或鼻罩来进行的。它有几种适应证，同时也有着明确的禁忌证，请参见第四章的无创正压通气(NIPPV)，CPAP 和 BPAP 均为无创通气模式。

持续气道正压通气(continuous positive airway pressure，CPAP)：一种部分支持通气模式，患者在整个呼吸周期内接受恒定的气道压力。吸气峰流速、呼吸频率和潮气量都是不固定的，这取决于患者的呼吸能力。因此，在这种通气模式下，患者必须清醒，最低限度镇静，并能自主呼吸。

双水平气道正压通气（bilevel positive airway pressure，BPAP 或 BiPAP）：一种部分支持通气模式，患者在整个呼吸周期中接受了两个水平不同的气道压力。高吸气压力(iPAP)与气道峰压设置相似。低呼气压(ePAP)与PEEP相似，临床上主要作用在呼气末期，有助于维持肺泡膨胀。在这种通气模式下，患者必须清醒，最低限度镇静，并能自主呼吸。

不常用的通气模式：在ICU中，某些特定情况下偶尔会使用一些其他通气模式，包括气道压力释放通气(airway pressure release ventilation，APRV)，也称为双水平或双通气，高频振荡通气，比例辅助通气(proportional assist ventilation, PAV)和神经调节呼吸机辅助(neutrally adjusted ventilator assist, NAVA)，但这些模式在未经专家会诊前不适合在急诊科内使用。

推荐阅读

1. Crimi C, Hess D. Principles of mechanical ventilation. In: Bigatello LM, editor. The critical care handbook of the Massachusetts General Hospital. 5th ed. Philadelphia: Lippincott Williams & Wilkins; 2010a.
2. Crimi E, Hess D. Respiratory monitoring. In: Bigatello LM, editor. The critical care handbook of the Massachusetts General Hospital. 5th ed. Philadelphia: Lippincott Williams & Wilkins; 2010b.
3. Singer BD, Corbridge TC. Basic invasive mechanical ventilation. South Med J. 2009; 102(12): 1238−1245.
4. Wood S, Winters ME. Care of the intubated emergency department patient. J Emerg Med. 2011; 40(4): 419−427.

第三章
生理学和病理生理学复习

气体交换

图3-1是正常肺泡簇和毛细血管释放二氧化碳(CO_2)并摄取氧气(O_2)的示意图。

为强调概念,图3-1是高度简化了的。此外,还有图

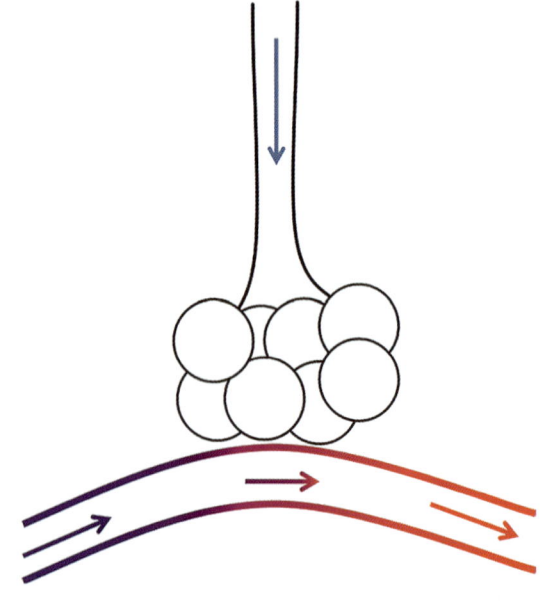

图3-1　正常肺泡和毛细血管示意图

二氧化碳交换：快速、通气依赖性

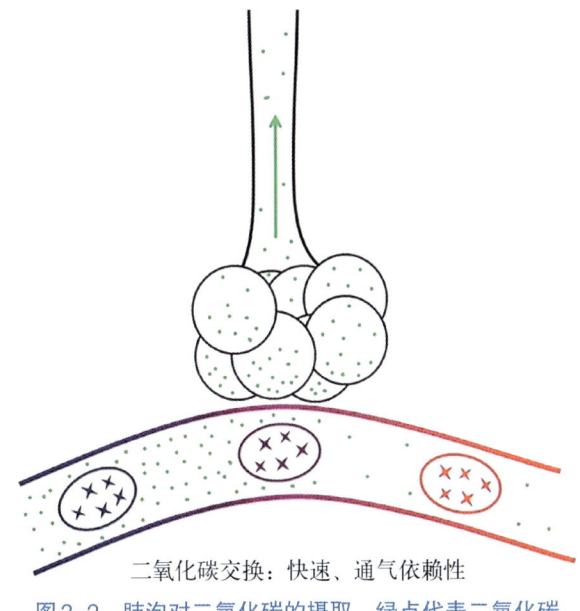

图3-2　肺泡对二氧化碳的摄取。绿点代表二氧化碳

3-2稍详尽地表明了血红蛋白的重要性，对于理解气体交换的基础概念很重要。

二氧化碳以碳酸酐酶、氢离子和碳酸氢根的形式溶于血液中运输。图3-2中绿色的点点表示在血浆中运送的二氧化碳。当接近肺泡时，二氧化碳很容易地经过血液、通过毛细血管壁、进入肺泡中。二氧化碳扩散得非常快，大概比氧气快20倍。

由于二氧化碳从血浆中扩散进入肺泡的速度很快，通气很快完成。

相反的，氧气的路径就不那么简单了。氧气主要通过结合于红细胞内的血红蛋白进行转运。这个图中的血红蛋白表示出了红细胞内每个血红蛋白分子的4个结合位点。氧气用小蓝点表示。肺泡内的高浓度氧气,因浓度梯度的缘故向下扩散进入毛细血管、进入红细胞并与Hgb结合。

虽然这种结合方式的携氧效率很高,但是氧气的溶解度要低得多,导致氧气通过毛细血管–肺泡界面的时间较慢。

少量的氧气通过物理溶解的方式在血浆中运输,但是与血红蛋白结合的氧量相比,物理溶解的氧量就微不足道了。血液的携氧能力可以通过以下方程表示:

$$氧输送 = 心输出量 \times (Hgb \times 1.39 \times 血氧饱和度) + (PaO_2 \times 0.003)$$

这个方程直观地表明,随着可携氧血红蛋白数量的增加,氧气输送也就越多。

有关氧合的问题

缺氧

导致缺氧的生理因素有5个:分流、V/Q比例失调、肺泡通气不足、氧分压下降、弥散功能障碍。了解这些机制有助于临床医生快速确定缺氧的不同原因以及治疗目标,以利于准确评估病因。下面我们将对每个机制进行详细的复习。

V/Q比例失调是一个很宽泛的概念,表示肺单位的通气和灌注不匹配。极限思维分析,肺单位可以只有灌注无通气——分流,也可以只有通气无灌注——无效腔。临床中常常遇到复杂的情况,比如肺炎或急性呼吸窘迫综合征

氧交换：(相对)较慢，血流依赖性

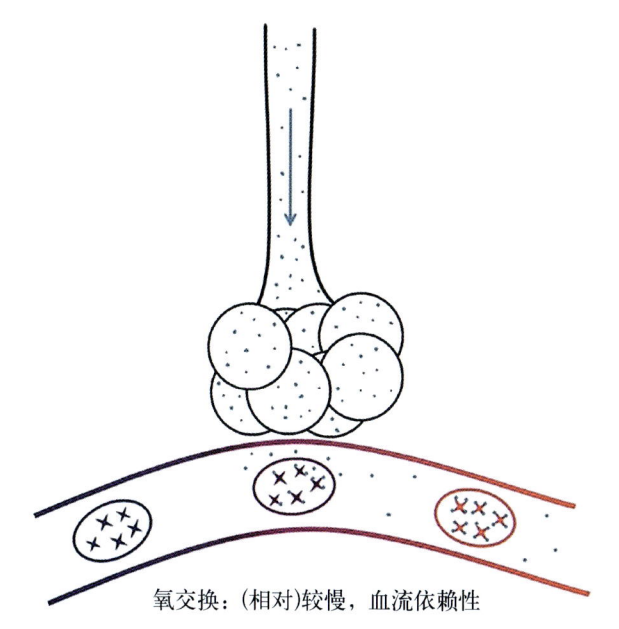

图3-3 毛细血管和血红蛋白摄取氧气。小蓝点代表氧气

（ARDS），患者将同时存在这两方面的问题，并且微观表现介于两者之间。这就需要更详细的分析两者的关系了。

分流也可以发生在宏观层面。当肺的某一区域存在灌注、却没有通气，这样吸入的氧气就无法到达肺泡进行气体交换，结果就是肺内分流（shunt）。图3-4和图3-5描述了分流的例子。

有很多不同的病因导致肺内分流，包括肺不张、肺炎、肺水肿、ARDS、血胸或气胸、肺气肿或内源性PEEP。所有这些病理过程都会阻碍肺泡内有效的气体交换，肺内分流也会发生在正常肺组织。例如，在肝硬化患者身上，血管扩张会引起大量血液绕过肺泡而导致低氧血症。

肺水肿

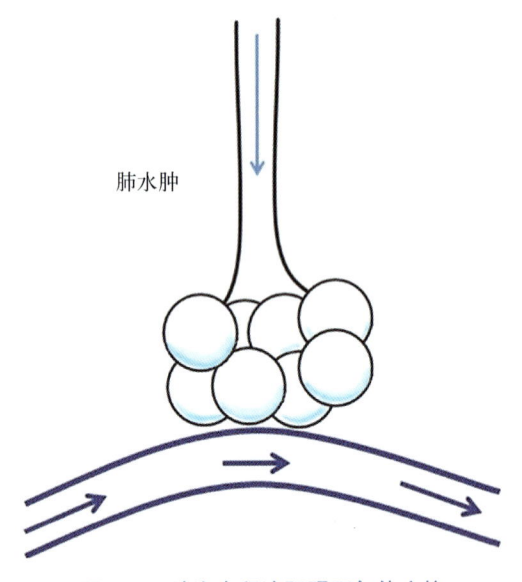

图 3-4　肺泡内积液阻碍了气体交换

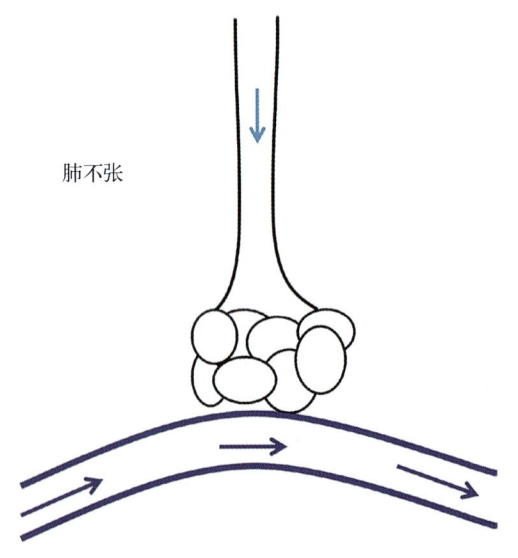

肺不张

图 3-5　肺泡塌陷阻碍了气体交换

心内或肺内分流

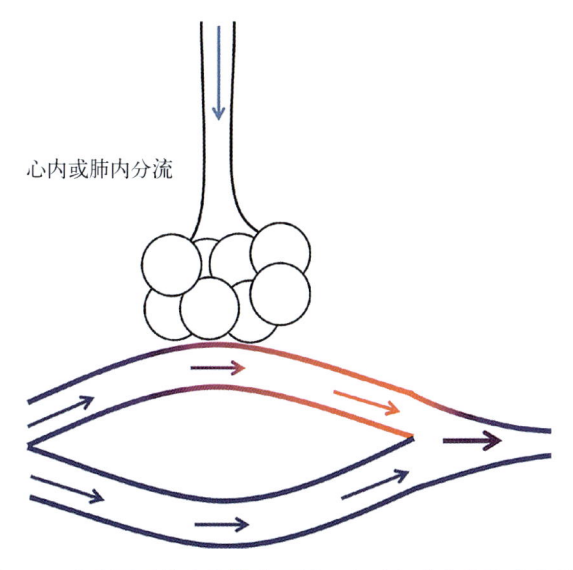

图3-6 分流可以发生在器官层面，心脏和肺内均会发生分流

当一个区域有通气而无灌注时，就是"无效腔"（图3-7）。换言之，气道功能正常，但是血管系统存在疾患。最典型的例子是，气管插管并机械通气的患者发生心搏骤停，而胸部按压中断。无效腔有解剖无效腔和生理无效腔，例如在上气道（如气管）内存在氧供，但没有气体交换。另外还存在病理原因所致的无效腔，例如图示的肺栓塞。

其他的无效腔例子还有心输出量降低和肺气肿，如同阻塞性肺疾病中发生的一样。在诸如慢性阻塞性肺疾病（COPD）等疾病中，会出现明显的肺气肿或autoPEEP，这可以导致参与气体交换的肺泡毛细血管收缩，从而阻碍气体交换。无效腔通气可以导致缺氧和二氧化碳潴留引起的高碳酸血症。表3-1提供了对比分流和无效腔的临床实例。

无效腔

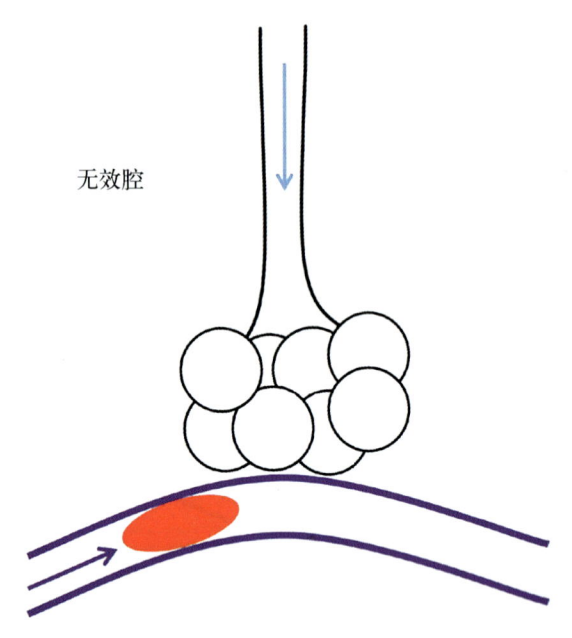

图 3-7 灌注的减少阻碍了气体交换

表 3-1 分流或无效腔导致缺氧的病因分类

分　　流	无　效　腔
肺不张	肺栓塞
肺炎	低心输出量
肺水肿	肺气肿
急性呼吸窘迫综合征（ARDS）	
气胸/血胸	
肺气肿	

低氧血症还有其他几种机制。第二种最常见的机制是肺泡通气不足。如果患者的呼吸不足以维持气体交换，例如由于阿片类药物过量或肋骨骨折外固定，就可能发生低氧血症（图3-8）。

肺泡通气不足

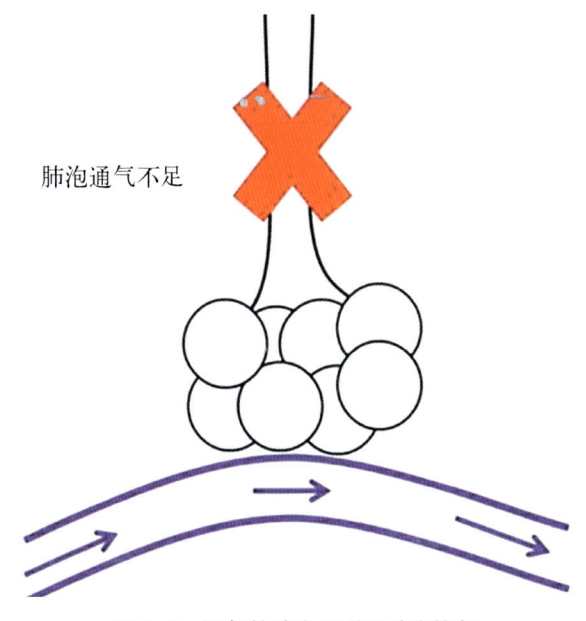

图3-8 通气的减少阻碍了肺泡换气

有时，患者会因为氧分压降低出现低氧血症。这种情况会发生在高海拔地区，但在急诊科并不常见（图3-9）。

患者可能会因为氧气弥散减少而缺氧。间质增厚会导致氧弥散减少，如同在间质性肺病时发生的（图3-10），但是更常见的是气体交换面积的减少导致的弥散减少，如同在肺气肿发生的（图3-11）。

氧分压降低

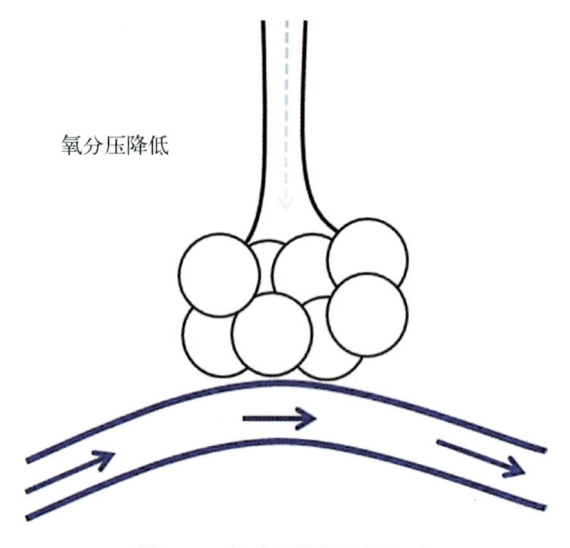

图3-9 氧分压降低阻碍氧合

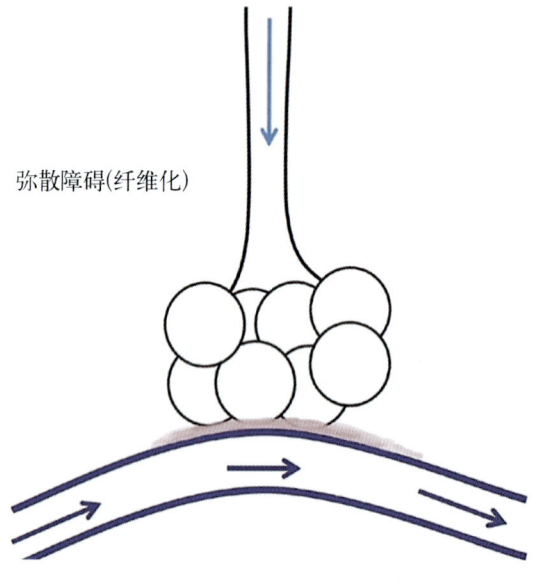

弥散障碍(纤维化)

图3-10 间质增厚阻碍气体交换

弥散减少
（肺泡表面积减少）

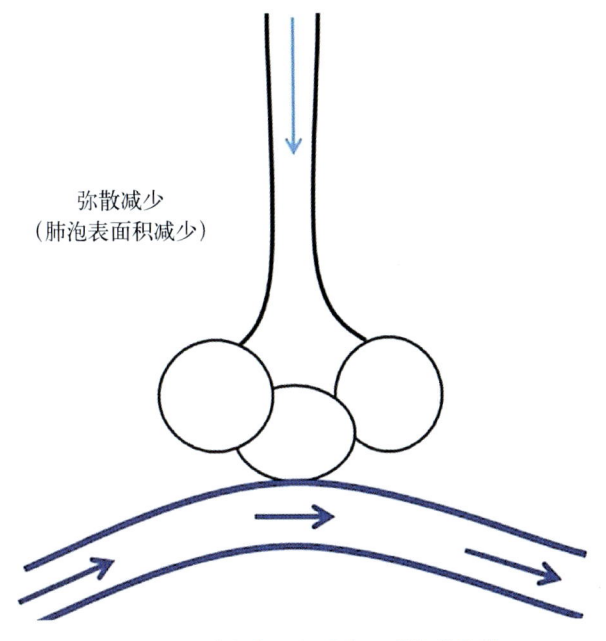

图3-11 肺泡表面积减少阻碍气体交换

低氧性血管收缩

当一部分肺泡内缺氧或氧输送障碍时，肺组织会尝试通过低氧性血管收缩机制来优化通气血流比例（V/Q匹配）。在下面的示意图中，肺泡簇没有接收到氧气。因此，此肺泡簇周围的小动脉收缩，将通气不足区域的血液转移走，以努力改善氧合（图3-12）。

肺不张和肺泡塌陷

通过预防肺不张来使V/Q匹配达到最佳值，是治疗呼吸衰竭的关键原则。肺泡塌陷或肺不张会引起分流。这种

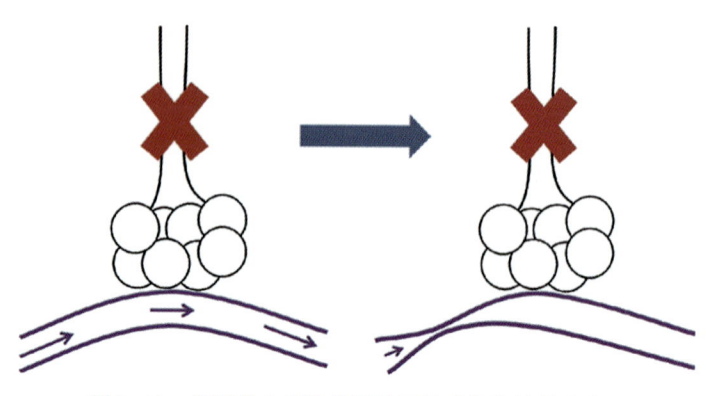

图3-12 低氧性血管收缩导致无效肺单位的灌注减少

分流会在仰卧位睡眠时发生。然而，合并存在以下情况时也会诱发分流：肺重量增加（如肺水肿）、胸壁重量增加（如病态肥胖）、腹部内容物和腹胀（如小肠梗阻），甚至心脏压塞（如心包积液）。正压通气时的镇静和肌松治疗会加重这种肺泡塌陷。图3-13反映了患者仰卧位时导致肺压缩的压力：心脏的重量、胸壁的重量、腹腔内容物的重量以及肺本身的重量。

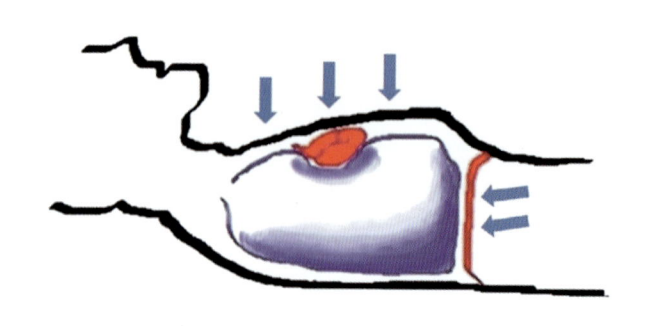

图3-13 大范围塌陷或不张的肺单位未复张

通气的相关问题

一些导致氧合障碍的因素也会引发通气的问题,临床表现为高碳酸血症。呼吸衰竭的患者可以主要表现为低氧血症或者主要表现为高碳酸血症,或两者兼有。

如上所述,低氧血症和高碳酸血症的一些差异性源于氧气和二氧化碳的输送不同。低氧血症的三个主要原因:无效腔、肺泡通气不足和弥散障碍,也会引起高碳酸血症。患者可能出现不相称的高碳酸血症,但是氧合完全正常的患者临床上出现严重的高碳酸血症是不太可能发生的,因为氧气的输送更为复杂,也就更容易出现生理紊乱。

肺泡—动脉氧分压差(A-a gradient)有助于鉴别患者是同时存在氧合—通气问题、还是单纯氧合问题。虽然这对于急诊科那些呼吸衰竭病因明确(如典型的肺炎)的患者来说不是必要的,但是给那些原因不明的低氧血症患者检测肺泡—动脉氧分压差,可能有助于缩小鉴别诊断范围。

肺泡—动脉氧分压差是指肺泡中氧分压(PAO_2)与动脉血氧分压(PaO_2)的差值。这项检查需要动脉血气分析(ABG)结果。

PAO_2是用肺泡气体方程计算的,或者:

$$PAO_2 = PiO_2 - PaCO_2 / 0.8$$

其中PiO_2是吸入氧分压。

对于大多数患者来说,正常的肺泡—动脉氧分压差<15 mmHg(表3-2)。

表3-2 正常和增加的肺泡动脉氧分压差

正常 A-a 梯度差	A-a 梯度差增加
氧分压降低	V/Q失调
肺泡通气不足	心脏或肺内分流
扩散障碍	

顺应性和阻力

另外,两个需要复习的重要的生理学概念分别是:顺应性和阻力。

阻力是管道和气道对气流的阻抗,因此只有在有气流时才发生。根据欧姆定律:

$$阻力(R)=\Delta 压力/\Delta 容积$$
$$R=(吸气峰压-平台压)/潮气量$$
$$R=(\text{PIP}-P_{\text{plat}})/潮气量$$

如潮气量不变,则阻力方程可简化为:

$$R \approx (\text{PIP}-P_{\text{plat}})$$

正常气道阻力应≤5 cmH$_2$O。阻力是影响所有机械通气患者的因素,但对于COPD或哮喘的机械通气患者尤其重要。系统中的阻力随着直径的减小而增大。虽然常见的例子包括非常细的气管内导管(ETT)或支气管痉挛导致气道狭窄,但"直径减小"也可能只发生在一个点，例如ETT扭曲或被咬住，再或者大气道中的痰栓。

顺应性：系统的可膨胀性，它是弹性的倒数。换句话说，它是衡量肺部的可伸展和可扩张能力的指标。系统弹性越好或者"回缩"能力越强，则其顺应性越差。理解弹性概念的一个常用比喻就是分析弹簧的弹性回缩力。想象一下一根绷得非常紧的弹簧。这根弹簧很难伸展，趋向于保持在盘绕的位置，则这根弹簧具有高弹性和低顺应性。再想象一下第二根松弛的弹簧。拉伸这根弹簧所需的作用力很小，因此它具有低弹性、高顺应性。

虽然顺应性通常用于描述肺组织，但要记住，顺应性实际上涉及系统的所有结构。换句话说，肺水肿患者可能由于肺组织存在问题而顺应性降低，但是另一个患者可能由于三度烧伤后严重胸壁僵硬而具有类似的低顺应性。临床上，了解特定患者顺应性降低的确切病因可能很难。因此，医生不应该推断顺应性减低总是与"僵硬肺"有关。

在图3-14中，顶部的"肺"是健康的，左侧的肺有阻力问题或气流受阻，右侧的肺有顺应性问题或者伸展和弹性回缩障碍。在这个图中，由于系统产生的额外压力，两个图的吸气峰压（PIP）都会升高。然而，只有右图平台压力（P_{plat}）会升高，因为平台压是在气体停止流动的情况下测量的。

$$顺应性（C）= \Delta 容积 / \Delta 压力$$
$$C = 潮气量 / （平台压 - PEEP）$$
$$C = （TV） / （P_{plat} - PEEP）$$

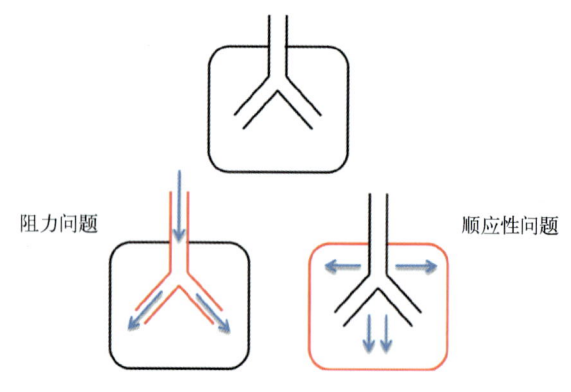

图3-14 气道内气流受阻和呼吸系统可扩张性降低

因此，在处理呼吸机高压报警时，需要关注2个参数。呼吸机屏幕上应该可以显示气道峰压力（PIP），而平台压（P_{plat}）则需要通过在呼吸机上按"吸气保持"或"吸气暂停"键获得。PIP升高而P_{plat}正常，表明气道阻力增加。PIP和P_{plat}都升高，表明顺应性下降。如表3-3所示，确定患者是否存在阻力问题或顺应性问题有助于在急诊科对呼吸衰竭进行鉴别诊断。

表3-3 高气道阻力和顺应性异常的特征

高气道阻力顺应性异常	
高 PIP，低 / 正常 P_{plat}	高 PIP，高 P_{plat}
气管插管扭转/堵塞气管插管	进入一侧主支气管
痰栓	肺不张
支气管痉挛	肺水肿
气管插管过细	ARDS

(续表)

高气道阻力顺应性异常	
高PIP，低/正常P_{plat}	高PIP，高P_{plat}
咳嗽	血/气胸
阻塞性肺疾病	肺炎
	支气管痉挛（阻塞性肺疾病）
	肺纤维化（限制性肺疾病）
	肥胖
	腹腔间室综合征
	胸壁烧伤
	脊柱侧弯
	仰卧位

肺不张，也称为肺泡萎陷和塌陷，是机械通气的另一个关键的生理概念。肺不张对机械通气患者有许多不良影响。首先，肺不张减少了气体交换面积。肺不张也降低了顺应性。想象一下吹一个小气球，在开始吹开气球时，需要很大的压力，一旦气球开始膨胀，再把它吹得更大就容易了，直到达到过度膨胀的程度。肺不张还会导致分流以及氧合障碍。

气体陷闭，可称为呼吸叠加，可以诱发固有PEEP（autoPEEP），或称为内源性PEEP（iPEEP）。这部分压力应该与呼吸机设定的PEEP或者说外源性PEEP（ePEEP）

区分开。ePEEP是指机械通气时额外设定的呼气末正压，以防止肺泡出现塌陷。相反的，autoPEEP或者叫iPEEP，是一个病理生理过程，发生在呼气相完成之前呼吸机就开始启动下一个呼吸周期的情况下。最常见于呼气相延长的患者，例如哮喘或COPD，也可以出现在呼吸频率快的患者或机械通气潮气量过大时。autoPEEP的数值可以通过按住呼吸机上"呼气保持"或"呼气暂停"按钮测量。当按下这个按钮时，呼吸机会显示总PEEP。autoPEEP是总PEEP与设定PEEP的差值。

$$autoPEEP（iPEEP）=总PEEP-ePEEP$$

图3-15表示了气体陷闭的影响。请注意，此图仅用于说明效果，并不代表机械通气面板上可显示这样的曲线。

气体陷闭，或称为autoPEEP，会导致严重的心肺不良反应。autoPEEP会增加胸腔内压导致静脉回流减少和

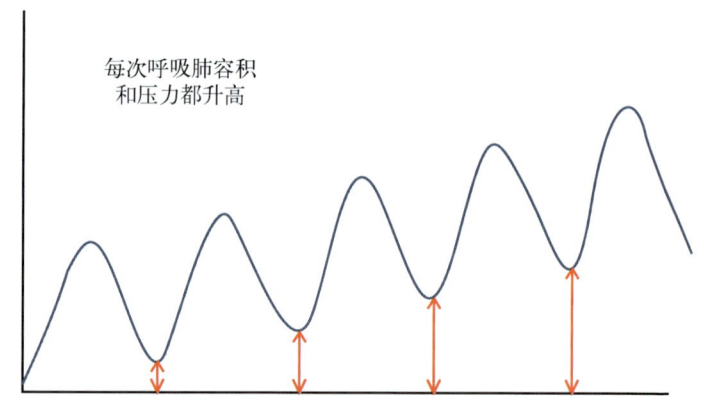

图3-15 气体陷闭概念图示

血流动力学不稳定，严重者甚至心搏骤停。增加的胸腔内压也可能导致气胸或纵隔气肿。此外，因为气体陷闭时负责气体交换的毛细血管挛缩导致无效通气，从而加重高碳酸血症和低氧血症。这看似矛盾，因为人们会认为增加了分钟通气量或交换更多气体会改善通气，其实收效甚微。一旦肺过度膨胀，气体交换就无效了。在这种情况下，给患者足够的呼气时间可以减少二氧化碳潴留。

推荐阅读

1. Dantzker DR. Physiology and pathophysiology of pulmonary gas exchange. Hosp Pract. 1986; 21(1): 135−139.
2. Henig NR, Pierson DJ. Mechanisms of hypoxemia. Respir Care Clin N Am. 2000; 6(4): 501−521.
3. Levy BD, Kitch B, Fanta CH. Medical and ventilatory management of statusasthmaticus. Intensive Care Med. 1998; 24(2): 105−117.
4. West JB. New advances in pulmonary gas exchange. Anesth Analg.1975; 54(4): 409−418.

第四章
无创呼吸支持

临床医生应首先评估患者是否存在氧合或通气问题。很多患者可能同时存在这两种问题。判断患者是存在哪种问题有助我们决定下一步适当的支持治疗。请注意，气道受损的患者，精神状态已经发生极明显的改变或者严重休克时，在大多数情况下，都应该给予气管插管而不是继续维持无创的通气手段。

氧气支持

很多表现为低氧血症的患者可以通过吸氧得到很好的辅助支持。患者应该接受最小的支持来维持所需要的血氧水平，因为高氧血症或过多氧气越来越多的被看作是不良结局的危险因素。

高流量鼻导管吸氧

高流量鼻导管吸氧（high flow nasal cannula，HFNC）对于低血氧患者来说是一种非常好的氧疗支持手段。如图4-1所示，标准的鼻导管可提供高达6 L/min的氧气流量。在一定范围内，氧气浓度随着提供的氧流量的增加而增加。然而，HFNC可以根据我们设置的需要，提供高达45～60 L/min的氧流量。标准的鼻导管提供额外的与空气混合的氧气，而HFNC的装置中是有一个空氧混合器的。也就是说HFNC有两部分组成，氧流量增加同时氧浓度也相应地增加。图4-1展示了不同的氧输送机理，以及流量和氧浓度的区别。

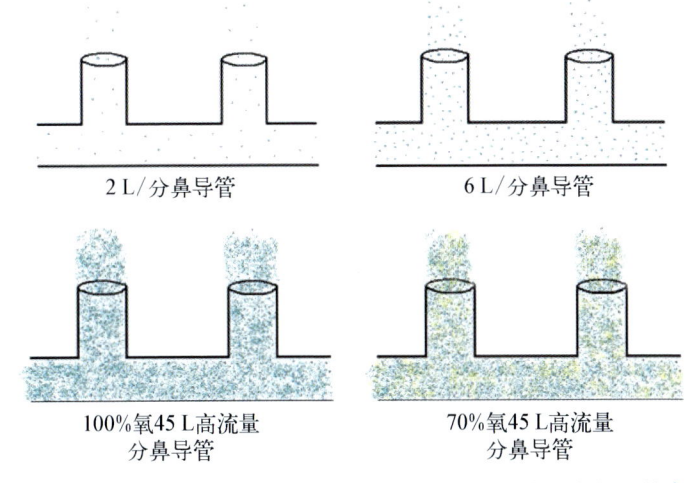

2 L/分鼻导管

6 L/分鼻导管

100%氧45 L高流量分鼻导管

70%氧45 L高流量分鼻导管

图4-1 蓝点代表理论上的氧输送量。上方2张图中，在标准的鼻导管中，少量的氧气在输送后与环境中的空气混合。下方2张图描述了HFNC装置，它可以增加氧流量，同时也具备按我们所需要的氧浓度要求来把氧气和空气混合的功能。

HFNC不仅仅提供了可选择的较高氧浓度（90%～100%），还能在高流量的基础上产生一个较小的气道正压水平。高流量产生的正压，以及其相关的二氧化碳冲刷，在一定程度上对高碳酸血症性呼吸衰竭似乎是有帮助的。这使得HFNC成为呼吸支持的一种很好的初始选择。表4-1列举了HFNC的禁忌证。

表4-1 HFNC禁忌证

气道损伤
面部创伤
其他气管插管指征
精神状态改变
严重休克
高碳酸血症性呼吸衰竭

无创正压通气

无创正压通气（noninvasive positive pressure ventilation，NIPPV）对急诊和重症监护的呼吸衰竭患者来说是最重大的进展之一。许多研究显示，因COPD和充血性心衰而出现呼吸衰竭的患者，应用无创机械通气后预后更加良好。

与放置气管内导管（ETT）后行有创通气不同，NIPPV是通过一个密闭面罩或鼻罩来进行机械通气。NIPPV有许多适应证，它是一种极好的可以给许多患者提供氧疗和通气的方法。但是，也存在一些关键的禁忌证。因为这不是一种真正意义上的气道，所以患者必须意识清醒，具有自我气道保护能力。如果患者反应过于迟钝而不能自行移除面罩的话，那就存在因呕吐或其他对气道产生威胁的可能。这些患者不应该使用无创机械通气。此外，因为有吸入风险，恶心、呕吐也是无创机械通气的禁忌证。面部创伤，不适宜使用密闭面罩，这也是一种禁忌证。如果近期接受了胃肠外科手术（如胃部分切除术），缝线处不能忍受一定压力时，也不适宜进行无创机械通气。表4-2列出了NIPPV的禁忌证。

NIPPV有两种模式：持续正压通气（CPAP）和双水平气道正压（BPAP）。

表4-2 无创通气禁忌证

迟钝，无法移除面罩
呕吐或呕吐高风险的胃肠疾病
近期耳鼻喉或胃肠外科手术
气道损伤
面部创伤
其他气管插管指征
精神状态改变
重度休克
重度低血氧性呼吸衰竭

持续气道正压（continuous positive pressure ventilation，CPAP）是在整个呼吸周期中气道内都存在持续正压的通气模式，结合一定的FiO_2，通过复张肺泡，防止肺泡萎陷以及减少呼吸做功来改善氧合。在功能上，CPAP类似于气管插管患者应用的呼气末正压（PEEP）。CPAP和PEEP的区别只是命名不同，因为PEEP只能在呼气末测量。

对于充血性心力衰竭（congestive heart failure，CHF）患者，CPAP会增加胸腔内压力，减少静脉回流，从而减少肺淤血。还有，正压也可以减少左室后负荷，从而增加每搏量和心输出量。CPAP最初是应用于低血氧性呼吸衰竭患者或者需要额外正压支持来复张肺泡的患者。

双水平气道正压（bilevel positive airway pressure，BPAP或BiPAP）是NIPPV的另一种模式，在呼吸周期中可提供两种不同水平的压力。高压力或吸气气道峰压（inspiratory peak airway pressure, IPAP），类似于有创通气的PIP。第二个相对低的压力，呼气气道压（expiratory peak airway pressure, EPAP），类似于上面提到的CPAP或应用于有创机械通气的PEEP。提供这些压力，加上FiO_2，有助于提高患者的氧合。IPAP和EPAP的区别在于IPAP充当了推进的压力来帮助通气。与CPAP对低氧血症的获益对比，BPAP对低氧和高碳酸血症性呼吸衰竭患者均有益。图4-2显示了标准BPAP通气显示屏。

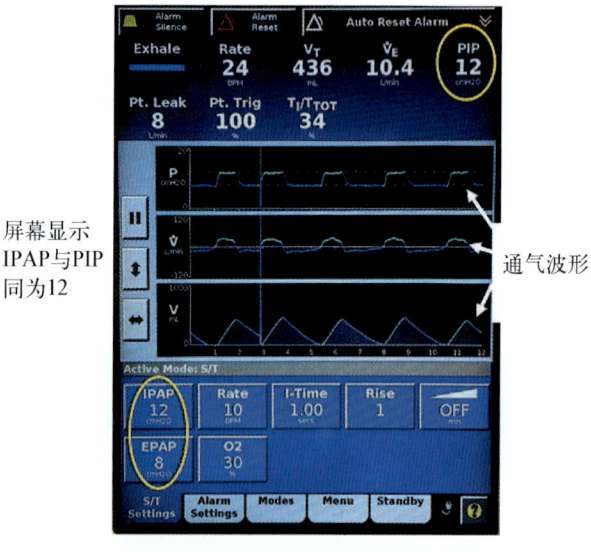

图4-2　BPAP标准显示屏中突出提示了IPAP、EPAP和吸气峰压（PIP）。按照惯例，无创通气中，IPAP和PIP是一样的。波形与有创机械通气是相似的。更多举例请参照图2-5和图6-1

BPAP与CPAP的区别在于,当患者触发呼吸时,机器会提供额外的支持压力或者IPAP。通过额外的IPAP来帮助患者,BPAP对于像COPD这样的通气功能差的患者是一个很好的模式。临床医生可以依据患者的需求来设置BPAP中的IPAP和EPAP。这样,BPAP就类似于PS,PS会在第五章中进行详细阐述。图4-3显示了同一概念的多种名词术语。

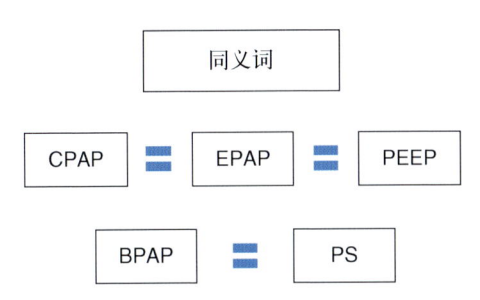

图4-3 尽管多个术语对无创通气进行描述,但这些概念还是很简单的。CPAP,EPAP和PEEP均是指一个基本的气道正压,患者在这个压力基础上进行呼吸。BPAP和PS都是通气模式中一种,都是在一个基础压力之上对患者施加额外的压力进行呼吸支持。按照惯例,BPAP应用的压力是通过面罩提供,PS应用的压力是通过气管内导管提供的

推荐阅读

1. Page D, Ablordeppey E, Wessman BT, Mohr NM, Trzeciak S, Kollef MH, Roberts BW, Fuller BM. Emergency departmenthyperoxia is associated with increased mortality in mechanicallyventilated patients: a cohort study. Crit Care. 2018; 22(1): 9.
2. Frat JP, Thille AW, Mercat A, Girault C, Ragot S, Perbet S, et al; FLORALI Study Group; REVA Network. High-flow oxygenthrough nasal cannula in acute hypoxemic respiratory failure. N Engl J Med. 2015; 372(23): 2185–

2196.
3. Rose L, Gerdtz MF. Review of non-invasive ventilation in theemergency department: Clinical considerations and managementpriorities. J Clin Nurs. 2009; 18: 3216−3224.
4. Cabrini L, Landoni G, Oriani A, et al. Noninvasive ventilationand survival in acute care settings: A comprehensive systematicreview and meta-analysis of randomized controlled trials. Crit Care Med. 2015; 43: 880−888.
5. Archambault PM. t-Onge M. Invasive and noninvasive ventilationin the emergency department. Emerg Med Clin North Am.2012;30(2):421−449. ix.

第五章
有创机械通气模式

有创通气的模式

如前所述,由于许多临床医生使用了不同的术语来描述一个相同的概念,使得一些机械通气的专业术语容易被混淆。机械通气的"模式"其实就是呼吸机与患者之间在通气过程中的互动方式。在各种机械通气模式之间,主要的区别在于患者是否能改变他们所接受的呼吸方式,或者除外患者的呼吸努力,呼吸机是否能每次都给予相同的呼吸支持条件。

辅助控制(assist control,AC)通气模式:最常用的机械通气模式,它可以把压力或容量作为通气目标(控制参数),将在下文进行详述。在AC模式中,临床医生可以设定自变量(潮气量或压力)、呼吸频率及吸氧浓度。如果患者无自主呼吸,那他每次接受的呼吸都是一样的。同样,如果患者出现了自主呼吸,或者"触发"呼吸机,呼吸机还会以同样的条件给予相同的呼吸。这种模式下,允许患者进行更多的呼吸次数,但是患者无法改变医生设置的呼吸机参数。例如,在AC-VC模式中,医生设定了400 ml潮气量,流速为60 L/min,呼吸频率为12次/min,如果患者无自主呼吸的话,这将是他每一次呼吸所接收的呼吸支持条件。如果患者浅镇静，出现了自主呼吸，那么他的呼吸频率可能会增加，但是每次得到的潮气量还是大约400 ml，吸气流量仍为60 L/min。

在图5-1中，上面的是流速—时间曲线，下面的是压力—时间曲线，我们可以看到所有的波形都是一样的，且在每次呼吸的起始点曲线都没有向下偏斜，表明这些呼吸是机器按时间来触发的。

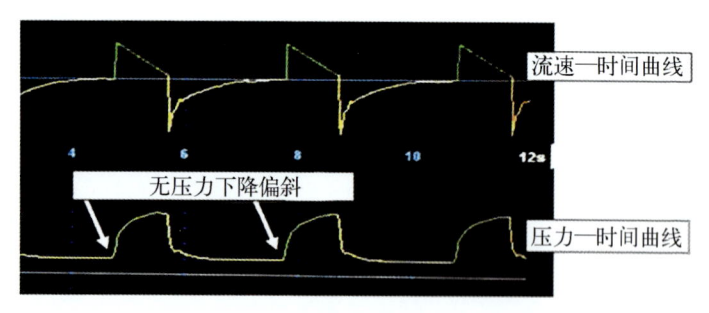

图5-1 AC-VC模式下的流速、压力波形

当我们查看呼吸机的屏幕截图时，识别所用的机械通气模式是很重要的，因为潮气量、流速以及压力曲线的变化是随医生的设置习惯而变化的，它并不能反映患者的生理机能。

同步间歇指令通气（synchronized intermittent mandatory ventilation，SIMV）：包含了AC和PS两部分。SIMV中需要设置指令的呼吸频率，但通常设置得比较低，例如呼吸8～10次/min。患者将会接收到"指令"性呼吸，和AC模式一样，指令性呼吸参数由医生设定，包括潮气量或压力，呼吸频率，以及流速或者吸气时间。然而，在两次指令性呼吸之间，患者还可以在压力支持下进行额外自主的呼吸，使他们能改变自身的呼吸模式。这种模式之前常用做机械通气患者的脱机模式，但是相关研究表明这种模式与其他脱机模式相比，并无优势。

压力支持（pressure support，PS或PSV）模式：一种部分支持或者自主呼吸下的压力控制机械通气模式。这种模式中无须设定呼吸频率或潮气量，患者必须清醒能完全触发呼吸。PEEP即为患者所接受的设定的基础气道压力，还需设定呼吸触发灵敏度，此外，还需设定作用于基线之上的额外支持压力，来帮助患者克服气道阻力，减少呼吸做功。PEEP及支持压力均由临床医生设定。

PS模式中的另一个重要的区别在于，当患者停止用力吸气时，呼吸机可以感应到。一旦气流速度下降到预设的范围内（通常为25%）时，呼吸机就会停止提供额外的支持压力，以停止该次吸气。这样，患者就可以更好地控制自己的呼吸模式。

图5-2是在PS模式下的呼吸机屏幕截图，在这张图中上层的是压力—时间曲线波形，下层的是流量—时间曲线波形，在曲线上可以看出在每次呼吸起始点均有向下偏移，这表明是患者触发了呼吸。同时也可看出到，与上一张AC模式下的截图对比，压力支持模式下所产生的流速波形在形状、大小、节律方面都有微妙的变化，这是因为患者主导了呼吸的过程。然而，上层的压力—时间曲线波形在5次呼吸中都保持不变，这是因为呼吸机提供了医生所设定的最大压力。同样的，这也是跟医生的习惯偏好有关，它们并不能反映出患者的生理功能。

在不同医院之间，使用的机械通气模式也常常有所不同。总的来说，只要患者所得到的是与他们的病情相对应

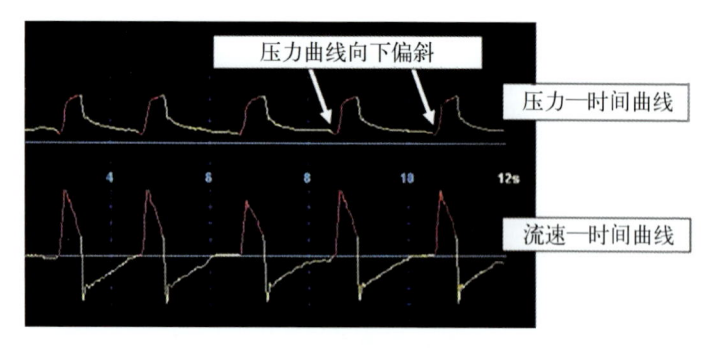

图5-2　PS模式下的压力—时间，流速—时间曲线

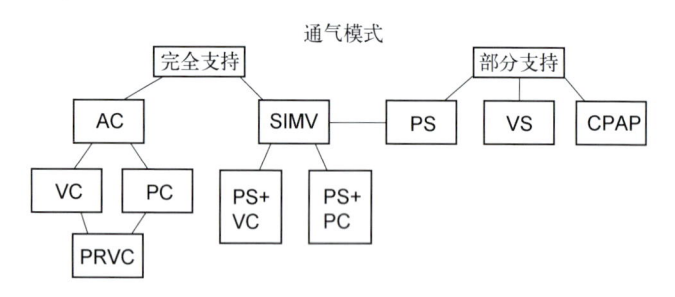

图5-3　展示的是常用机械通气模式之间相互关系，可以把通气模式大致分为完全支持或部分支持的模式。SIMV整合了AC和PS两模式在内。压力调节容量控制（PRVC）模式，是以容量为目标的模式，它是通过调整压力以达到目标容量的通气模式

的呼吸支持就可以了（如一个严重呼吸衰竭的危重病患者需要深度镇静，那就需要接受全面的呼吸支持，而另一个仅仅是因为气道水肿而行气管插管的患者只需要部分呼吸支持就可以了），这些机械通气模式之间对患者预后的影响并不存在显著的差异。

AC、SIMV及部分支持的模式都可以设定为容量（VC）或压控（PC）的工作方式。当设置成VC方式时，患者的气道压力和顺应性决定了气道压力的大小。当设置

控制变量(在呼吸机上设置)

压力　　　　　容量

条件变量(有赖于肺等)

$$C = \frac{\Delta V}{\Delta P}$$

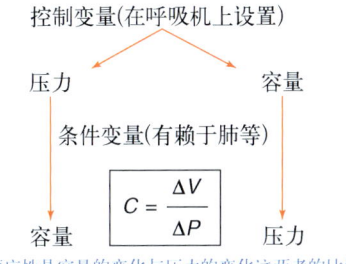

容量　　　　　压力

顺应性是容量的变化与压力的变化这两者的比值

图5-4 顺应性即为单位压力改变下所引起的容积改变（$\Delta V/\Delta P$）。任何呼吸的设置都一样，医生只能设定压力或容量。设定压力时，容量则取决于呼吸系统的顺应性，反之亦然。理解上述两者的关系，对临床医生监测机械通气患者非常重要

成PC方式时，患者的气道阻力和顺应性决定了潮气量的大小。

在容量控制模式下，医生需设置预先定好潮气量（如：500 ml），流速（如：60 L/min），以及呼吸频率（12次/min）。在这种模式下，吸呼比通过呼吸频率和流速来间接设定，如下文公式所示，因为这种通气模式并不取决于设定的时间，否则就称之为"时间切换"了。

容量控制设定：

潮气量 = 500 ml
流速 = 60 L/min = 1 L/s
呼吸频率 = 20次/min

吸气与呼气比的演算结果如下：

总的呼吸周期时间 (TCT) = (60 s/min)/(20次/min) = 3 s/每个呼吸周期

吸气时间 (iTime) = (500 ml) / (1 L/s) = 0.5 s

呼气时间 (eTime) = TCT − iTime = 3 s − 0.5 s = 2.5 s
吸气与呼气时间比率 = 1 ∶ 5

相比之下，在压力控制模式下，呼吸机要在设定好的时间内维持气道内一定的压力值。例如，医生可以设定一个最高压力值如 15 cmH$_2$O，以及吸气时间 1 s。所以，吸气与呼吸时间比率就可以直接设定好，因为压力控制模式是时间切换的，或者换句话说，呼吸机在设定好的时间内维持所设定压力值。

压力控制设定：

设定压力 = 15 cmH$_2$O
呼吸频率 = 20 次 /min
吸气时间 = 0.5 s

吸气与呼气时间比率的演算结果：

总的呼吸周期时间 (TCT) = (60 s/min)/(20 次 /min) = 3 s
吸气时间 (iTime) = 0.5 s
呼气时间 (eTime) = TCT − iTime = 3 s − 0.5 s = 2.5 s
吸气与呼气时间比 = 1 ∶ 5

压力调节容量控制（pressure regulated volume control，PRVC）模式：另一种机械通气模式，它融合了容控模式和压控模式的优点，也是一种辅助控制通气模式，很大程度上是以医生选择所需的潮气量为目标。工作过程中，呼吸机力求在医生设置的最高压力限制的范围内，不断调节气道压力，以最低的压力来达到目标潮气量。如果在达到目标潮气量前，气道最高吸气压力就达到了医生的设定值，呼吸机会切换至呼气相，从而防止肺部出现气压伤。然后呼吸机会发出高压警告，使医生能及时进行排查原因，有助于达到预期设置的潮气量。

呼吸机的压力

现代呼吸机提供的都是正压通气，与正常呼吸生理中的负压通气刚好相反。正压通气可使氧合和通气同时得到改善，但可能会对患者带来潜在的附加损害。因此，我们的目标在于用最小的正压来获得适当的氧合和充足的通气，从而使气压伤和容积伤的风险降到最低。

吸气峰压（PIP）：整个气道系统内的压力最高值，也是反映气道阻力或肺顺应性的指标。每次呼吸的吸气峰压值都会显示在呼吸机屏幕上。

平台压力（P_{plat}）：在机械通气呼吸中吸气末平台期气流停止时所测得的气道压力，它反映着作用于肺泡上的压力，以及系统的顺应性。因此，为了防止肺泡损伤，平台压力应该保持在 30 cmH_2O 以下。平台压压力值并没有直接显示在呼吸机上，但可以通过按下吸气暂停键来计算，简单地说就是在气流停止时气道内压力在短时间内达到平衡。计算结果会显示在机器上。

如图 5-5 所示，上面的是压力—时间曲线波形，下面的是流速—时间曲线波形。从屏幕左边的标尺可以看出，PIP 稍微超过了 50 cmH_2O。平台压力为 38 cmH_2O，这可根据左边的标尺结合波形来看出，也可从按下吸气暂停按钮之后从呼吸机右上角显示的计算值获得，图中的结

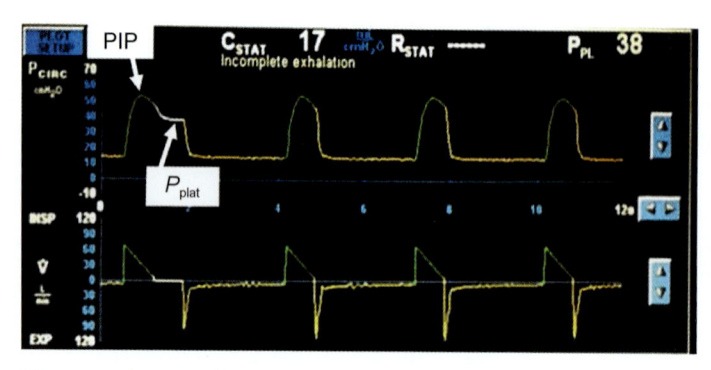

图5-5 呼吸机屏幕显示的是PIP和P_{plat}之间的关系，只有在吸气后保持暂停状态才能测到P_{plat}

果表明患者的肺顺性出现了问题。PIP与P_{plat}的差值大于5 cmH$_2$O，表明存在气道阻力问题。该图是从一个慢性阻塞性肺疾病终末期并发肺炎的患者所用的呼吸机上得到的。

我们来看图5-6，由于存在气道阻力增加的问题，可以推测左边的患者可能有着非常高PIP。但如果患者肺部无其他问题且顺应性正常的话，平台压力可能会较低或者正常。因此，PIP和P_{plat}之间可能存在较大的差值，这表明引起气道阻力增加的问题存在。再看右侧的肺，PIP包括阻力和顺应性的影响因素，由于有许多额外的压力交付

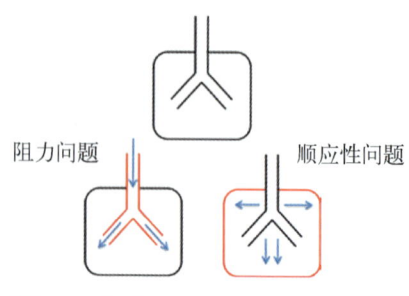

图5-6 气道阻力与肺顺应性的对照图

作用于呼吸系统，PIP也同样是升高的。此外，我们还发现，P_{plat}是同步升高的，这是因为还有其他额外的压力交付作用于肺泡而引起的。当PIP和P_{plat}同步上升，而它们之间的差值小于5 cmH₂O时，表明只存在顺应性问题。

呼吸机上的另一个重要压力指标就是内源性PEEP（iPEEP或autoPEEP）。当气体在呼气末被陷闭在肺泡内时，肺内的压力就会高于设定的PEEP。这可以通过按下呼气暂停键，使呼吸机在呼气末保持短暂的呼气暂停，气道内的压力达到平衡而自动测量获得。

图5-7中，可以从第一个呼吸周期曲线上看出，医生执行了一次呼气保持动作。呼吸机可以计算测量出系统的总PEEP。假设医生设置的PEEP为5 cmH₂O，我们可以根据以下公式确定内源性PEEP值：

$$PEEP_{TOT} = ePEEP + iPEEP$$

因此，由图最上方数字可得内源性PEEP约为

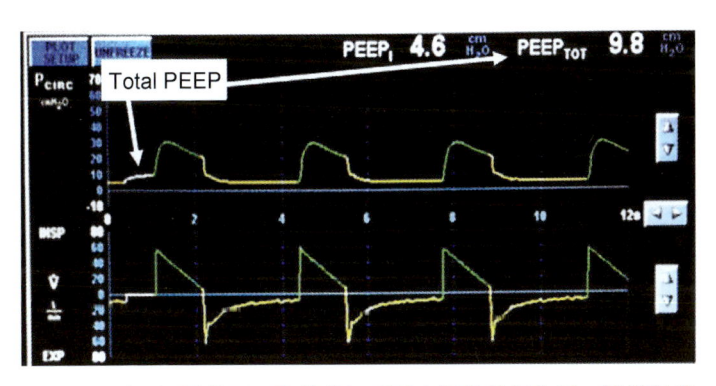

图5-7　呼吸机屏幕显示的是进行呼吸末暂停的操作后，计算得出总PEEP为9.8 cmH₂O，内源性PEEP为4.6 cmH₂O

4.6 cmH$_2$O。换句话说，患者在每次呼吸末都还没有完全把气体呼出去，在肺泡里留下一些额外的压力。这也可以从底部的流量曲线看出，每次呼气末的流速曲线并没有回到基线值。这常见于COPD患者，在呼气末肺泡内存在这些额外的压力会大幅增加呼吸做功，从而导致通气问题的发生。

参考文献

1. Chacko B, Peter JV, Tharyan P, et al. Pressure-controlled versusvolume-controlled ventilation for acute respiratory failure due toacute lung injury (ALI) or acute respiratory distress syndrome(ARDS). Cochrane Database Syst Rev. 2015; 1: CD008807.

推荐阅读

1. Singer BD, Corbridge TC. Basic invasive mechanical ventilation.South Med J. 2009 Dec; 102(12): 1238−1245.
2. Wood S, Winters ME. Care of the intubated emergency departmentpatient. J Emerg Med. 2011 Apr; 40(4): 419−427.
3. Mosier JM, Hypes C, Joshi R, et al. Ventilator strategies and rescuetherapies for management of acute respiratory failure in theemergency department. Ann Emerg Med. 2015; 66: 529−541.
4. Archambault PM, St-Onge M. Invasive and noninvasive ventilationin the emergency department. Emerg Med Clin North Am.2012; 30(2): 421−449. ix.

第六章

认识呼吸机屏幕

呼吸机有时看起来令人生畏，因为屏幕上有许多波形和数值。此外，不同品牌呼吸机的屏幕上显示的数据也有不同，容易混淆。不过，使用我们刚刚讨论过的术语，对呼吸机屏幕进行仔细观察，只要稍微熟悉一下，发现大多数波形和数据实际上都很简单。为了增加临床医生对呼吸机屏幕的熟识度，我们特意从不同呼吸机以及不同模式中截取了屏幕例图。此外，我们还更改了背景的颜色，以突出显示更为重要的内容。

认识呼吸机屏幕的关键概念如下：

1. 临床医生设置的数值常在屏幕底部；患者反应的数值常在屏幕的顶部。

2. 数据以数字和图形形式显示在屏幕上。

3. 就像学习心电图一样，解读这些曲线也需要经验。然而，与心电图不同的是，呼吸机波形变化相对少。呼吸机可提供三种类型的描迹图：流速—时间曲线、压力—时间曲线和容量—时间曲线。一些呼吸机可以同时显示三种图形，而某些品牌的呼吸机只允许临床医生选择其中两种显示在屏幕上。好在它们都能通过标签很容易在屏幕上直观识别。

图6-1显示了呼吸机屏幕上典型的压力、流速和容量

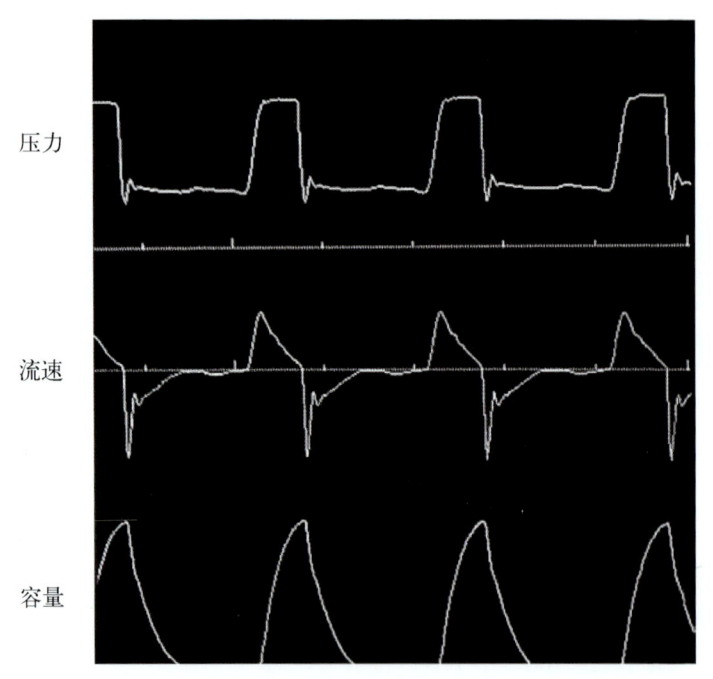

图 6-1　呼吸机屏幕上显示的典型压力、流速和容量波形图

波形图。结合图 2-5 的理论阐释，可以更好地理解容量、流速和压力之间的关系。

请仔细观察图 6-2 中呼吸机屏幕截图，尝试回答以下问题：

1. PEEP 是多少？
2. 呼吸频率是多少？患者有过度呼吸吗？你是如何知道的？
3. 设置的潮气量是多少？患者实际接受的潮气量又是多少？
4. 气道峰压是多少？什么是平台压？

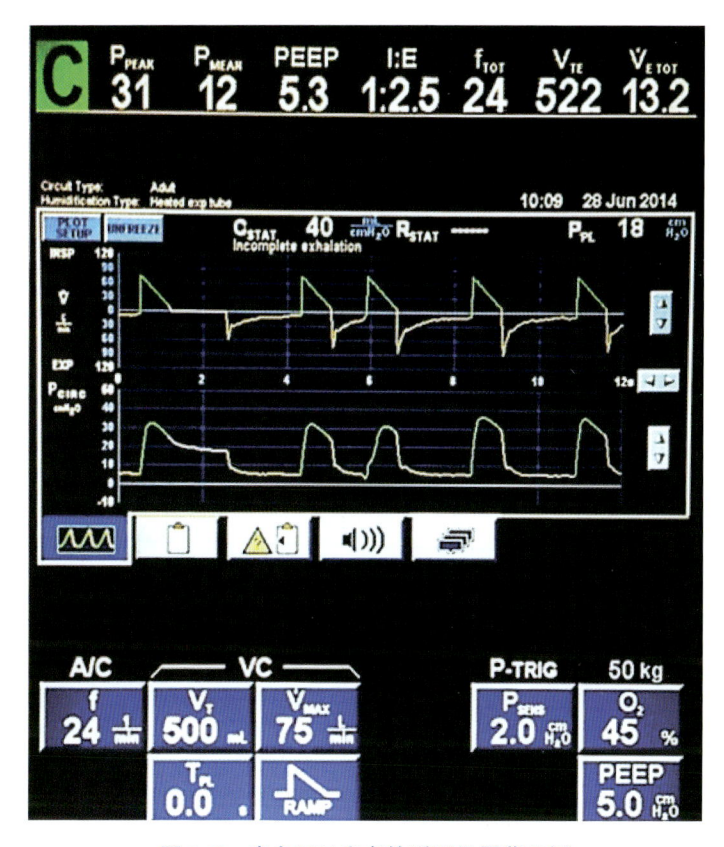

图6-2 来自ICU患者的呼吸机屏幕示例

5. I：E比是多少？针对特定患者，是直接设置还是间接设置？

6. 上部的曲线图表示什么？下部曲线图表示什么？这里没有显示什么值(压力，流速或容量)？

7. 分钟通气量是多少？

针对图6-2的答案：

1. PEEP是5。

2. 设置的RR是24次/min（频率或f）。这个患者没有过度呼吸，因为屏幕顶部的呼吸频率也是24次/min。

3. 设置的潮气量（VT）是500，但患者接受的潮气量是522。可以推测这种小小变化来自每一口呼吸。

4. 气道峰压（PIP）是31。平台压是18。

5. I∶E是1∶2.5。看屏幕的底部，最大吸气流速设置为77 L/min。我们没有看到对I∶E进行任何特定的设置，因此I∶E是间接设置的。请参阅第五章关于间接设置I∶E的讨论。

6. 顶部的描迹图代表流速，注意它被标记在屏幕的左边；底部描迹图代表压力；容量图没有显示。

7. 分钟通气量（VE）是13.2。

图6-3是另一品牌的呼吸机屏幕。再次练习寻找某些值：

1. 设置的潮气量是多少？

2. PEEP是多少？

3. 设置的呼吸频率是多少？患者有过度呼吸吗？

4. 气道峰压是多少？平台压是多少？

5. 吸气时间是多少？

6. 屏幕左侧的50 cmH$_2$O、100 L/min和500 ml代表什么意思？

针对图6-3的答案：

1. 设置的潮气量是350。

2. PEEP是20。

3. 设置的呼吸频率是24，但患者有过度呼吸，因为实际呼吸频率是26。

4. 气道峰压是33，平台压是31。

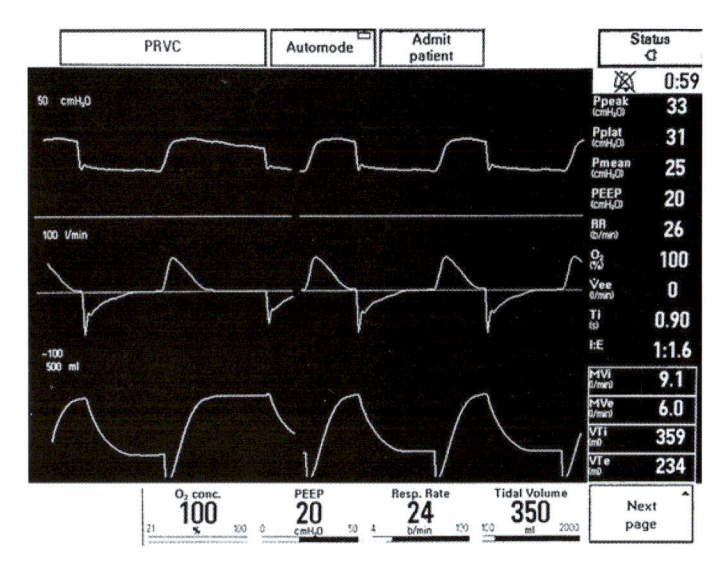

图6-3 呼吸机屏幕示例。注意,尽管屏幕与图6-2略有区别,但总的格式是一致的。设置的参数显示在屏幕底部,监测值和图形信息显示在屏幕的顶部

5. 吸气时间是0.9 s。

6. 这些Y轴上的值分别表示的是压力、流速和容量的变化描记。

最后一个示例,图6-4是另一种呼吸机的屏幕截图,同样显示了相似的呼吸机界面:

1. 什么模式?

2. 患者接受的潮气量是多少?提示:这告诉你哪些关于患者依从性的信息?

3. 呼吸速率(或频率)是多少?

4. 气道峰压是多少?提示:可以看到平台压吗?

5. 分钟通气量是多少?

针对图6-4的答案:

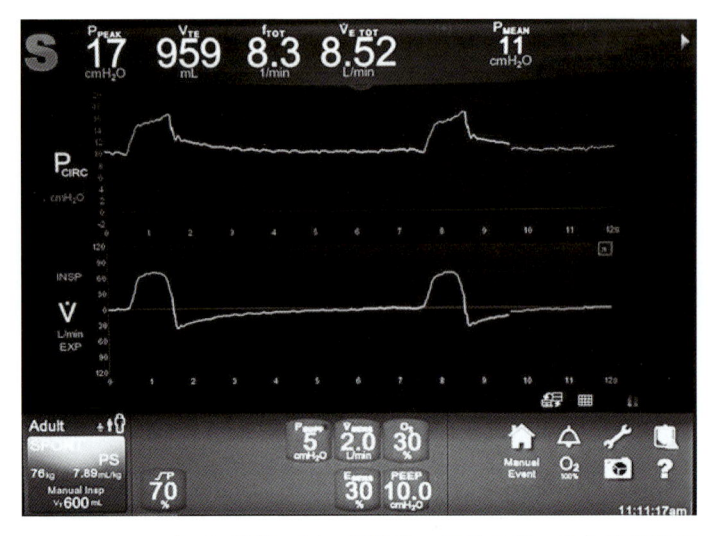

图6-4 另一呼吸机屏幕示例，尽管显示风格不同，但都能提供相似的基本信息

1. 压力支持模式。有几个线索。屏幕左上角的"S"表示"支持"。回顾图6-2在左上角有一个"C"，表示最近一次呼吸是"控制"通气。当患者处于辅助/控制模式并触发呼吸时，许多呼吸机也会显示"A"表示"辅助"。

2. 另一个线索是没有设置呼吸频率，而在屏幕底部设置的是压力。

3. 患者正在接受959 ml的潮气量。这是一个非常大的量，可能需要干预！

4. 没有设置呼吸频率，但患者平均呼吸频率为8.3次/min。

5. 气道峰压是17。这应该是非常接近设置的5 cmH$_2$O支持压力 + 10 cmH$_2$O的PEEP。设置的和实际输送的压力和容量在数值上存在小的差异并不少见。

6. 分钟通气量是8.52。这是很直观的，因为患者每次吸入1 L气体，呼吸频率超过8次/min，导致8.5 L/min的通气量。

推荐阅读

1. Singer BD, Corbridge TC. Basic invasive mechanical ventilation. South Med J. 2009; 102(12): 1238−1245.
2. Mosier JM, Hypes C, Joshi R, et al. Ventilator strategies and rescuetherapies for management of acute respiratory failure in the emergency department. Ann Emerg Med. 2015; 66: 529−541.

第七章
呼吸机的使用

患者接受机械通气时的预期生理变化

接受气管插管和开始机械通气的重症患者面临着较高的病情恶化风险。本章的大部分内容都是为了回顾正压通气(positive pressure ventilation, PPV)对肺部生理学的影响。但机械通气时可能会引起的肺外效应也值得引起重视。具体而言,PPV可导致胸膜腔内压增加,进而导致静脉回流减少和前负荷减少。虽然我们使用这一原理来治疗那些患有慢性充血性心力衰竭(CHF)的患者,但该现象会导致心输出量减少和低血压,尤其在血管塌陷的患者,比如,有休克生理改变的患者或气体陷闭的患者[1]。另外,PPV可使得左心室后负荷减少。同样,以CHF急性发作的患者为例,该原理可导致每搏量和心输出量增加。

当给已经气管插管的患者接上呼吸机时,急诊科医生应该预见到上述的这些影响。当血容量不足时,例如患有胃肠道出血的患者,可能在开始正压通气时会出现血流动力学的崩溃。当在急诊室开始机械通气时,医生必须尽

---

[1] 气体陷闭常见于内源性PEEP的患者——译者注。

职尽责地确保充分的气体交换以满足患者的代谢需求。例如，严重代谢性酸中毒并伴有呼吸代偿的患者，其呼吸频率可能是非常快速的。医生应当意识到增加呼吸机的呼吸频率可以帮助满足患者的代谢需求。否则，可能会对患者造成伤害并导致快速失代偿。

同样，操作者必须谨慎设置呼吸机初始参数，然后进一步调整这些参数，以防止进一步失代偿或造成损伤。例如，潮气量过大会导致容积伤而妨碍气体交换。压力过大可导致血流动力学不稳定或气压伤。

呼吸机的设置

我们回顾机械通气背后的术语、生理学和概念的目的就是将这些零碎的信息整合在一起，并改善我们对急诊室中机械通气患者的照护。此外，须谨记当患者的病情进展或好转时，呼吸机的设置可能需要调整。因此，一旦完成了初始设置，临床医生必须反复评估患者，并在尝试减少伤害的同时不断调整呼吸机参数，以满足患者的代谢需求。

为此，让我们练习选择呼吸机设置。假如一名患者在服用过量的未知药物后就诊于你的急诊室，药物导致了呼吸暂停和深昏迷（GCS=3）。你刚刚为这名患者做了气管插管，接下来你如何为该患者选择呼吸机设置？

呼吸机模式（mode）：首先，请选择一种模式。急诊室中的大多数患者，特别是气管插管后不久，应在辅助/控制（A/C）模式进行通气。由于我们假设的这个患者没有自主呼吸，因此选择辅助/控制模式是合适的。下一步涉及选择以容量为目标还是以压力为目标。在绝大多数情况下，这取决于个人偏好和当地习惯。大量研究发现，两种通气目标没有差异。大多数临床医生选择了容量目标的辅助控制/控制模式。

潮气量(tidal volume, TV)：适当的潮气量是基于患者的身高和性别，因为这些参数决定了预测体重（或称：标准体重）和肺的大小。注意使用预测体重，而非实际体重，因为如果使用实际体重会大大高估了适当的潮气量。基于多项研究的现行做法表明，与使用10～12 ml/kg的"大"潮气量相比，患者应该以"小"潮气量6～8 ml/kg进行通气。

呼吸频率 (respiratory rate, RR)：合理的方法是考虑患者所需的分钟通气量并选择呼吸频率以接近该值。假设没有酸碱紊乱，针对相对正常的分钟通气量是合适的。如果我们根据患者的身高选择400 ml的潮气量，呼吸频率15次/min将产生6 L/min的分钟通气量。

相反，如果患者存在酸碱紊乱，例如摄入乙二醇等毒物或发生败血症时，则患者需要更大的每分通气量来纠正酸中毒。将呼吸频率设定为24次/min，每分通气量则为9.6 L/min。无论如何，在初始设置后约20～30 min，临床医生应检查动脉血气（ABG）评估酸/碱平衡状态和氧合情况，并根据需要改变呼吸机参数。此外，随着病情的改善，可能需要调整呼吸频率。

呼吸末正压（PEEP）：为减少肺不张，PEEP应始终设置至少5 cmH$_2$O。需要更高PEEP的情况是严重低氧血症，因为更多的肺不张或肺泡塌陷是有害的。另外，腹壁或胸壁较厚的患者可能需要较高的PEEP以防止腹部内容物对胸腔形成的压力[1]。理想PEEP的概念如图7-1所示。对于每个患者,压力变化与每次呼吸容量变化之间都存在相应的关系。PEEP应设置在肺不张的阈值以上,但同时呼吸也不应造成肺泡过度膨胀。

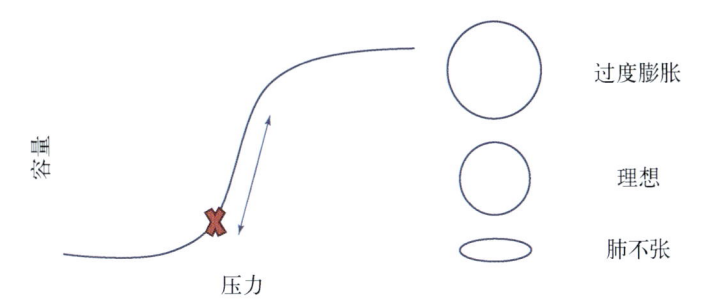

图7-1 理想PEEP。PEEP应该足够高,以防止呼气末出现肺不张,但也应该足够低,以至于吸气末不会导致肺泡过度膨胀。该图中的红色"x"表示该虚拟患者容量和压力之间关系的理想位置。双头箭头表示吸气和呼气时压力与容量的变化

利用我们假设的患者(GCS=3分),已气管插管,如果她是一个小到平均的体质患者[2],开始时PEEP为 5 cmH₂O 可能适合的。如果她比较肥胖,她可能更容易发生肺不张。这时使用 7～10 cmH₂O 较高的初始PEEP更合理。

吸气流速和I:E比:吸气流速和I:E比通常分别设定为 60 L/min 和 1:1.5 或 1:2.0。吸气时间通常为 0.75～1 s。在某些情况下,例如喘息性气道阻塞,设置更长的呼气时间是有益的。在此情况下,可以增加吸气流

---

[1] 胸壁较厚的患者:如病理性肥胖患者——译者注。
[2] BMI:体重指数。

量或将I∶E比降低至1∶3或1∶4。有关这一点可以复习第六章中显示的呼吸机屏幕。

在该示例中，呼吸频率是26次/min，意味着每个呼吸周期时间为2.3 s（60 s/26次呼吸 = 2.3 s/次）。吸气时间为0.9 s。这意味着呼气时间为1.4 s（2.3–0.9=1.4 s）。因此，吸气时间与呼气时间的比率为0.9∶1.4或约1∶1.6。

在床旁，呼吸机将为我们提供这些信息，如图7-2所示。临床医生不必进行计算，但理解这些概念对于设置和调整呼吸机很重要。再回到我们刚才假想的这位药物过量的患者，已经给予了气管插管，我们可以考虑如果她患有支气管痉挛会有什么变化。除了用支气管扩张剂治疗外，我们还可以延长呼气时间。更重要的是我们要明白还可以通过降低呼吸频率或缩短吸气时间的方法而解决这个问题。

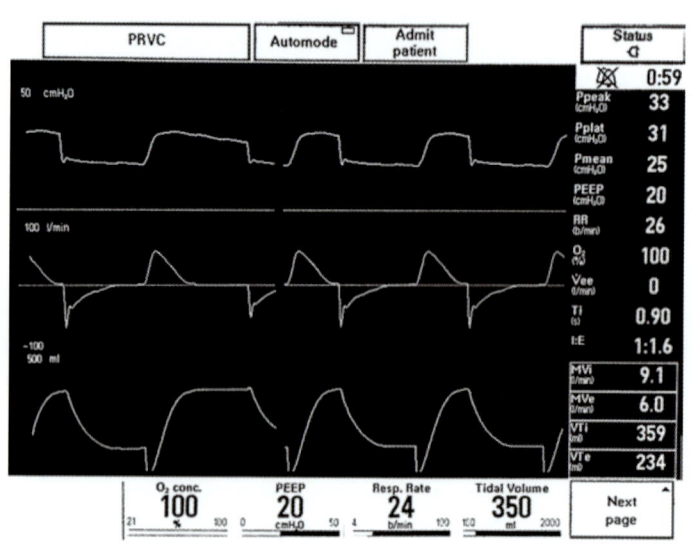

图7-2 呼吸机屏幕显示呼吸频率，吸气时间和I∶E比之间的关系

呼吸机初始设置之后

机械通气需要动态干预,一旦患者进行气管插管和机械通气,临床医生必须不断地重新评估患者并确定最佳参数设置,以帮助满足患者代谢和氧合的需求,同时也应避免任何额外的伤害。所有气管插管患者应在插管后20～30 min检查动脉血气(arterial blood gas, ABG)。尽管静脉血气(venous blood gases,VBG)在急诊室中应用得非常好,并且可用于评估患者的pH和通气情况,但VBG无法提供有关氧合的任何数据。大多数患者都是气管插管并开始使用100%的FiO_2,尽管可以通过滴定的方式降低吸氧浓度,以降低氧中毒的风险,但这种情况越来越多地被认为与危重疾病的多种因素有关。

要报告这些呼吸机参数设置,例如与ICU医生沟通时,你可以说:"患者处于辅助控制/容量控制,潮气量400 ml,呼吸为15次/min,PEEP(5 cmH_2O)和100%的FiO_2。患者偶尔会以每分钟18次的速度呼吸。该患者在目前这些呼吸机参数设置上30 min后的初始动脉血气分析显示……"

由于生理学的变化以及前负荷和后负荷的波动,患者在通气开始或通气改变后仍然存在血流动力学被干扰的风险。因此,临床医生必须继续关注患者在通气患者中的血管内容量状态,并根据需要复苏这些患者。

推荐阅读

1. The acute respiratory distress syndrome network. Ventilation with lower tidal

volumes as compared with traditional tidal volumes for acute lung injury and the acute respiratory distress syndrome.N Engl J Med. 2000; 342: 1301−1308.
2. Chacko B, Peter JV, Tharyan P, et al. Pressure-controlled versusvolume-controlled ventilation for acute respiratory failure due to acute lung injury (ALI) or acute respiratory distress syndrome(ARDS). Cochrane Database Syst Rev. 2015; 1: CD008807.
3. Mosier JM, Hypes C, Joshi R, et al. Ventilator strategies and rescuetherapies for management of acute respiratory failure in the emergency department. Ann Emerg Med. 2015; 66: 529−541.
4. Slutsky AS, Ranieri VM. Ventilator-induced lung injury. N Engl J Med. 2013; 369: 2126−2136.

第八章
具体疾病的机械通气：急性呼吸窘迫综合征

急性呼吸窘迫综合征（acute respiratory distress syndrome，ARDS）是各种原因导致的弥漫性肺泡损伤和炎症。ARDS的诊断标准包括四个方面：

1. 急性起病（距离发病 < 7 d）。
2. 不能单纯用心源性肺水肿解释。
3. 胸部X线表现为双肺斑片影（图8-1）。
4. 至少5 cmH$_2$O呼气末正压（PEEP）下，氧合指数（PaO$_2$与FiO$_2$的比值）必须小于300。

（a）PaO$_2$/FiO$_2$在200～300，为轻度ARDS；
（b）PaO$_2$/FiO$_2$在100～199，为中度ARDS；

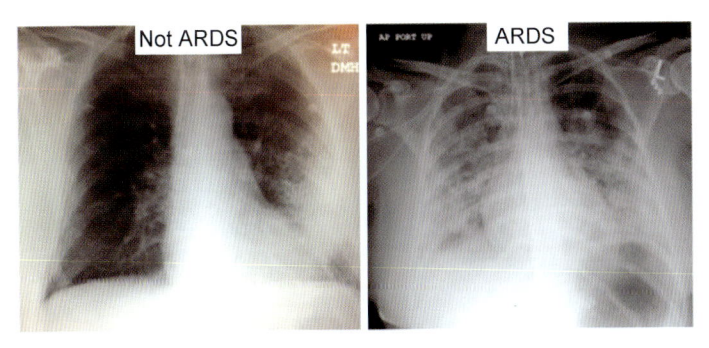

图8-1 ARDS和肺水肿的胸部X线图像的区别。需要强调的是，所有的患者均有严重低氧血症，但ARDS为双侧、弥漫性浸润表现

（c）$PaO_2/FiO_2 < 100$，为重度ARDS。

虽然急诊室较少见到爆发性的ARDS的患者，但在危重病的进展过程中会出现ARDS。在危重症的治疗措施中，小潮气量通气策略已经被证实为获益最多的措施。对于ARDS患者，甚至非ARDS患者，正压通气，尤其大潮气量或高压正压通气，均是有害的。因此，预防ARDS，以及防止呼吸机相关肺损伤加重ARDS，是急诊室呼吸机使用的重要方面。

在严重低氧血症时为了改善氧合和增加通气的许多治疗措施若长期实施，均会带来危害。增加平均气道压力（MAP）是正压通气的主要目标之一，并且，更高的MAP常常伴随氧合改善。然而，肺泡内更高的压力也伴随着更差的预后。所以，临床医生必须基于呼吸机的监测值，评估高MAP带来的风险，权衡利弊后选择呼吸机设置条件（图8-2）。

正如以上描述，潮气量被表述为ml或ml/kg（预测体

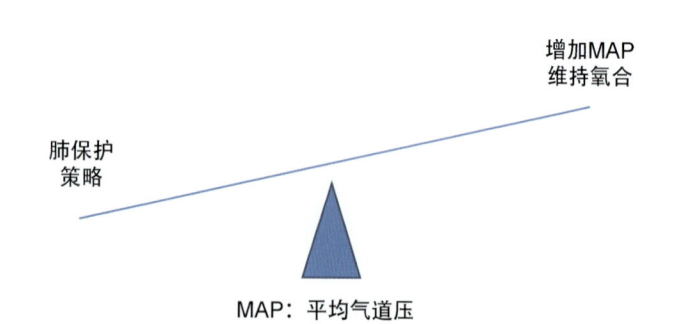

图8-2 虽然临床医生应该采取措施使得低氧血症的患者改善病情，但必须基于呼吸相关的监测值，设定呼吸机的条件设置。比如，大潮气量通气可以迅速改善患者的低氧血症，短期使用有益，但长期却是有害的

重或标准体重）。患者实际参与呼吸的肺容积与预测体重有关。肺容积由患者的身高和性别决定。因为许多患者的实际体重超过预测体重，故实际体重不能替代预测体重。

潮气量选定后，需监测通气压力。对于ARDS患者以及其他患者，维持平台压（P_{plat}）< 30 cmH$_2$O是防止发生呼吸机相关性肺损伤的关键。使用吸气暂停键，确认P_{plat} < 30 cmH$_2$O。如果P_{plat} > 30 cmH$_2$O，需使用小潮气量通气，甚至降至4 ml/kg。图8-3显示了P_{plat}。

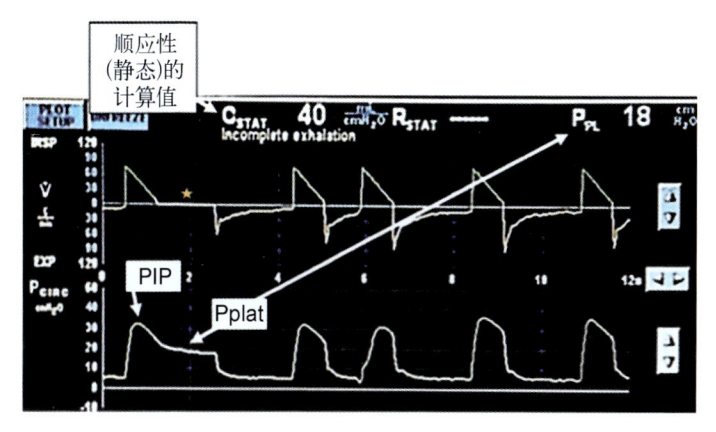

图8-3 呼吸机屏幕显示了通过吸气暂停计算平台压（P_{plat}）。"黄色小五角星"表示此时气道气体流速为0，使气道内压力达到平衡。屏幕显示P_{plat}为18 cmH$_2$O。呼吸机自动计算出顺应性为40 ml/cmH$_2$O。正常的肺顺应性为80～100 ml/cmH$_2$O，由于所有机械通气患者的肺顺应性均小于正常呼吸患者，因此接受机械通气患者的肺顺应性预期大约为60 ml/cmH$_2$O

为了维持足够的分钟通气量，小潮气量通气需要更高的呼吸频率。大多数ARDS患者的呼吸频率需设置在20次/min或更快的水平。

呼气末正压（PEEP）是接下来要讨论的内容。众所周知，氧合对于这些患者非常重要。大多数中等度水平的PEEP增加，不能使塌陷肺泡复张，但可以防止肺泡进一步塌陷。在第七章中提到，PEEP的目标是预防呼气末肺不张。僵硬和水肿的肺更容易出现肺不张，因而需要更高的PEEP。许多这样的患者需 $10 \sim 16$ cmH$_2$O 的 PEEP，甚至有时超过20 cmH$_2$O！同时，因为PEEP水平将影响P_{plat}，因此，改变PEEP水平的时候，需要监测P_{plat}。另外，PEEP也减少了肺泡因反复打开和闭合造成的机械性损伤的严重程度。

大多数患者，尤其合并低氧血症的患者，治疗开始于100%的FiO$_2$，应该在动脉血气分析检查后将FiO$_2$降至最低耐受值。在很多情况下，高浓度给氧会带来氧中毒。

根据动脉血气分析结果的重要信息，临床医生计算氧合指数（PaO$_2$与FIO$_2$的比值，P/F），从而将ARDS患者根据严重程度分类。从而引起急诊室医生的重视，必要时需要危重症医生参与给予持续的生命支持，危重症医生必须知晓P/F为80（重度ARDS）与P/F为240（轻度ARDS）的差别。

有时，患者存在顽固的、严重的低氧性呼吸衰竭。正如以上所述，根据监测数值进行呼吸机参数的调整。

肺复张操作

在充分镇静和肌松前提下，实施肺复张操作。众所周知，肺泡塌陷是低氧血症的常见原因，肺泡复张可改善氧合。肺复张的方法：采用一定压力维持 $20 \sim 40$ s，以使得塌陷的肺泡复张。但这也存在两个潜在的弊端。

第一，肺的损伤具有不均一性。一些区域肺不张，一些区域肺水增多，一些区域已经存在过度膨胀，一些区域是正常的。肺复张的目的是使得肺不张区域重新打开（图8-4）。

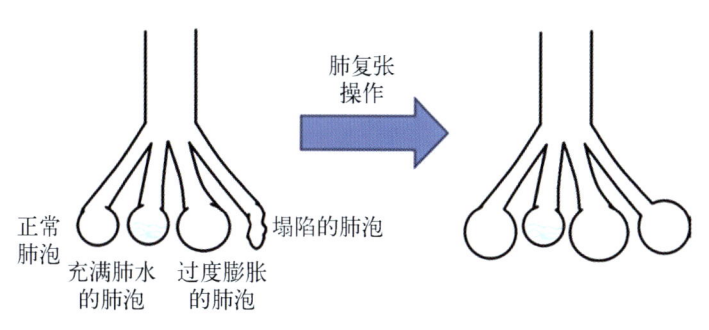

图8-4 ARDS具有不均一性。这里的"肺泡"代表肺区域。其中，肺单位包括正常肺泡、肺水增多的肺泡、过度膨胀的肺泡和塌陷的肺泡。复张策略可以暂时使得正常和已经过度充盈的肺泡进一步充盈，但是，肺不张区域的肺泡复张才可以改善氧合

然而，需要重点说明的是，正常和已经过度膨胀的区域，实施肺复张后，会引起肺泡进一步过度膨胀。这些肺区域会出现肺复张后气体交换反而减少，从而引起氧饱和度下降（图8-5）。这种不良效应是暂时的，随着肺复张措施的结束而改善。

图8-5 当肺泡内压力超过毛细血管的压力，会造成肺单位过度膨胀，暂时减少血流和气体交换。因此，肺复张过程中，可能出现一过性血氧饱和度下降

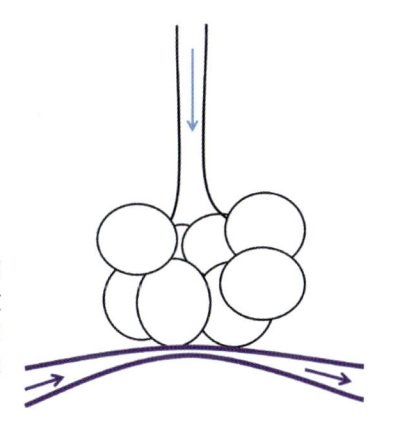

第二，患者可能出现血流动力学不稳定，因为肺复张时明显增加胸腔内正压以及由此引起的前负荷减少。与肺复张可能引起的氧合一过性下降相同，肺复张引起的血流动力学波动，也是暂时性的，随着肺复张的结束而恢复。但对于循环极其不稳定和前负荷依赖的患者，肺复张可能会造成血流动力学紊乱。

有多种肺复张的方法，其中，PEEP逐步递增法是对血流动力学影响最小的肺复张方法。例如，实施过程中，PEEP以2 cmH$_2$O的增幅逐步递增至20～30 cmH$_2$O，每次持续10～20 s，并同时保证PIP不高于45 cmH$_2$O，大多数患者从此方法中获益。肺复张操作措施需要在有呼吸治疗师和护士的前提下进行。所有的临床医生应该意识到可能出现一过性低氧和低血压。

神经肌肉阻滞

对于氧合指数小于120 mmHg的ARDS患者，可以考虑给予充分镇静下的神经肌肉阻滞措施。比如，在重度ARDS发病的开始48 h，给予阿曲库铵持续静脉泵入肌松，从而改善90 d病死率，以及减少呼吸机使用时间。

接下来要讨论的是俯卧位通气，这是治疗ARDS的另一个方法。正如图8-6所示，俯卧位改善V/Q比例，允许身体背侧面肺区域的氧气交换增加。大量多中心研究结果表明，俯卧位通气改善重度ARDS的病死率。然而，这种治疗措施需要专业人员参与，需要共同协作，避免气管插管意外拔管，以及其他并发症发生。如果急诊室的患者合

图8-6 背侧肺区域的气体交换面积很大。并且，心脏在前胸壁，俯卧位时心脏位于肺部下面，从而减少因心脏压迫而造成的肺不张。结合胸壁的机械力改变，俯卧位可以显著改善氧合

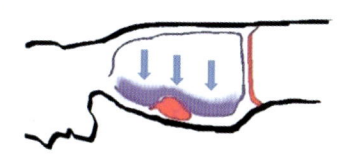

并重度ARDS，需进行俯卧位通气治疗，在治疗之前，需寻求专业人士的意见。

另一个治疗方法为吸入肺血管扩张药物，如吸入一氧化氮（不同于氧化亚氮，这是一种麻醉药物）或前列环素，比如依前列醇。低氧血症的患者合并的肺部病变具有不均一性，也就是说，损伤区域的肺泡不参与氧合和通气，而相对正常区域参与气体交换。吸入性肺血管舒张药物可以使得参与气体交换的区域的血管扩张，从而增加此区域的血流量，改善通气血流比值，同时，其他通气不良的区域保持低氧性血管收缩。相关原理，如图8-7所示。

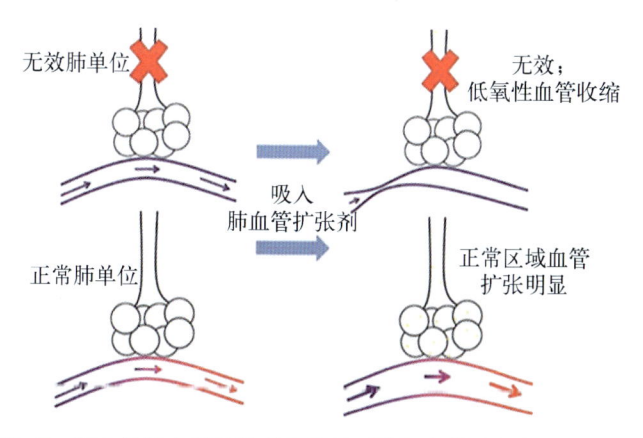

图8-7 吸入的肺血管扩张剂只能达到参与气体交换的肺泡。它们把这些"好的"肺单位毛细血管扩张，从而引导更多的血流到这些区域参与气体交换

最后，应把患有严重的、顽固性低氧血症的患者转运至ECMO中心进行ECMO支持治疗。虽然，ECMO相关的内容不在此章节中详细讨论，但这里必须强调，ECMO可以改善重度ARDS的生存率。

参考文献

1. ARDS Definition Task Force, Ranieri VM, Rubenfeld GD,et al. Acute respiratory distress syndrome: the berlin definition.JAMA. 2012; 307: 2526−2533.
2. The Acute Respiratory Distress Syndrome Network. Ventilation with lower tidal volumes as compared with traditional tidalvolumes for acute lung injury and the acute respiratory distresssyndrome. N Engl J Med. 2000; 342(18): 1301−1308.
3. Slutsky AS, Ranieri VM. Ventilator-induced lung injury. N Engl J Med. 2013; 369: 2126−2136.
4. Damiani E, Adrario E, Girardis M, et al. Arterial hyperoxia and mortality in critically ill patients: a systematic review and meta-analysis.Crit Care. 2014; 18: 711.
5. Helmerhorst HJ, Roos-Blom MJ, van Westerloo DJ, et al.Association between arterial hyperoxia and outcome in subsets of critical illness: a systematic review, meta-analysis, and meta-regression of cohort studies. Crit Care Med. 2015; 43: 1508−1519.
6. Page D, Ablordeppey E, Wessman BT, Mohr NM, Trzeciak S,Kollef MH, Roberts BW, Fuller BM. Emergency departmenthyperoxia is associated with increased mortality in mechanicallyventilated patients: a cohort study. Crit Care. 2018; 22(1): 9.
7. Keenan JC, Formenti P, Marini JJ. Lung recruitment in acuterespiratory distress syndrome: what is the best strategy? Curr Opin Crit Care. 2014; 20: 63−68.
8. Papazian L, Forel JM, Gacouin A, et al. Neuromuscular blockers in early acute respiratory distress syndrome. N Engl J Med.2010; 363: 1107−1116.
9. Murray MJ, DeBlock H, Erstad B, et al. Clinical practice guidelines for sustained neuromuscular blockade in the adult criticallyill patient. Crit Care Med. 2016; 44: 2079−2103.
10. Guerin C, Reignier J, Richard JC, et al. Prone positioning insevere acute respiratory distress syndrome. N Engl J Med. 2013; 368: 2159−2168.

11. Peek GJ, Mugford M, Tiruvoipati R, et al. Efficacy and economicassessment of conventional ventilatory support versus extracorporealmembrane oxygenation for severe adult respiratory failure(CESAR): a multicentre randomised controlled trial. Lancet. 2009; 374: 1351−1363.

第九章
具体疾病的机械通气：哮喘与慢性阻塞性肺疾病

在哮喘发作状态下，患者气道中支气管平滑肌的收缩导致可逆性的气体陷闭。如图9-1所示。值得注意的是，支气管平滑肌并未延伸至小气道中。

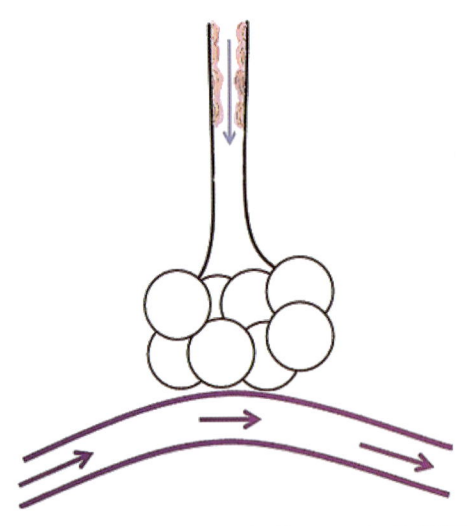

图9-1　哮喘发作状态下，患者的气道平滑肌间断收缩从而导致呼出气流受限

需要急诊气管插管的哮喘发作是哮喘的重症，如果不进行密切监测和积极处理，患者的病情可能在开始机械通气后迅速恶化。哮喘患者的机械通气目标是防止呼吸叠加

和autoPEEP的产生,以及可能由两者导致的血流动力学障碍。

在讨论哮喘的机械通气之前,临床医生应该注意,哮喘患者一旦插管反而应开始更积极的药物治疗,而非更少。接受了气管插管的哮喘患者应在接下来的几小时内接受包括支气管扩张剂、类固醇激素、镁剂以及深镇静甚至神经肌肉阻滞剂等药物在内的积极治疗,以松弛胸壁肌肉组织,并使病情得到控制。请注意,神经肌肉阻滞剂仅仅作用于骨骼肌,因此不会扩张气道中的支气管平滑肌。此外,因过高的正压可能导致患者的血流动力学崩溃,评估患者的血管内容量状态至关重要。此外,包括autoPEEP在内的,过高的正压可导致气压伤,例如在此类(哮喘)患者中很容易发生的气胸。

有4种呼吸机调整方式可以延长呼气时间,即降低呼吸频率、降低I∶E比、降低吸气时间或增加吸气流速。这其中,降低呼吸频率是最有效的延长呼气时间的方法。

图9-2以示意图的形式对两名患者在30 s内的呼吸情况进行了描述。其中I∶E均为1∶2。第一位患者的呼吸频率为10次/min,即每个呼吸周期为6 s。第二位患者,因其呼吸频率为20次/min,故其每个呼吸周期仅为3 s。蓝色部分代表吸气相,红色部分代表呼气相。请注意,在I∶E相同的情况下,较低的呼吸频率带来了更长的呼气时间。

讲一步分析此图,我们可以想象改变I∶E比,吸气流速或吸气时间的效果。图9-3以一个虚拟例子的形式显示了VC模式下这些变化对患者的影响。在特定的患者中,确切的数值可能存在差别,但是该图的目的在于展示

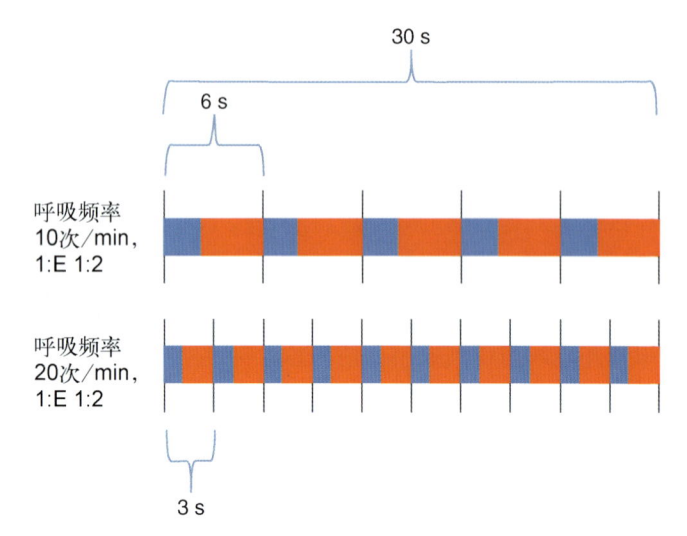

图 9-2 在此图中,红色部分表示呼气相。注意将呼吸频率从 20 次/min 降低到 10 次/min 的显著效果,即使所有其他参数保持不变

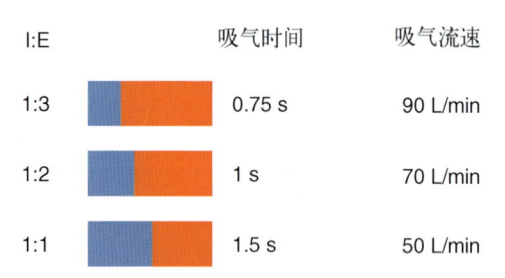

I:E		吸气时间	吸气流速
1:3		0.75 s	90 L/min
1:2		1 s	70 L/min
1:1		1.5 s	50 L/min

图 9-3 该图对 I∶E 比、吸气时间和吸气流速之间的关系进行了描述。降低 I∶E 比,减少吸气时间和增加吸气流量都可以提供更多的呼气时间

I∶E、吸气时间和吸气流速这些参数间的关系。

除了低呼吸频率、较低的 I∶E 比,较短的吸气时间/较高的吸气流速,哮喘患者也应当以小潮气量的方式进行通气。很明显,潮气量越大,患者需要呼出的气体量就越多。

寻找气体陷闭是对气管插管的哮喘患者进行监测时的关键所在。在图9-4中的流速曲线中，请注意中间的流速曲线在下一次呼吸之前未能回到基线（红色箭头所示）。这表明当下一次呼吸开始时，患者仍在呼气，从而导致气体陷闭。在呼吸机上看到的这种情况是患者存在气体陷闭的早期线索。如果你正在对这名患者进行治疗，你将如何处理这种气体陷闭问题（图9-5）？

对该患者，你可以首先降低其呼吸频率，或者若患者存在过度通气则可以增加镇静。该患者的I∶E仅为1∶2，因此，通过改变吸气时间将I∶E调整为1∶3或

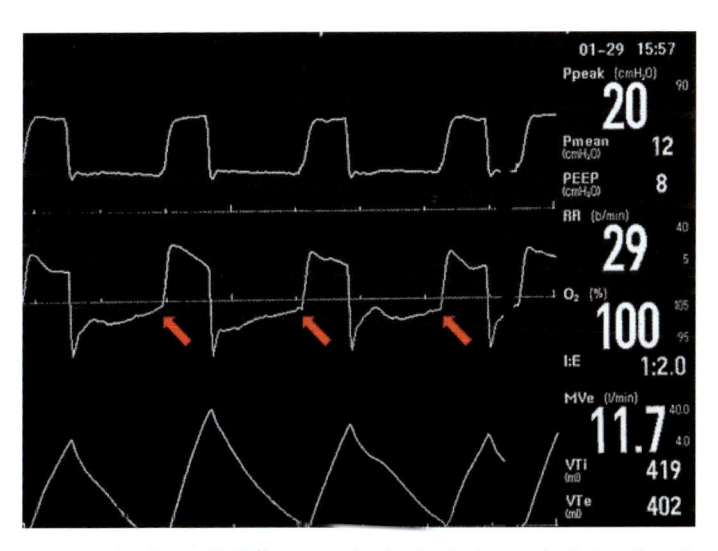

图9-4 在呼吸机屏幕截图中，在呼吸机启动下一次呼吸之前，流速未能返回到基线，表明患者在被迫吸气时仍然在呼气。这会产生气体陷闭。注意，气体陷闭量不能通过流量波形确定；这只是定性数据

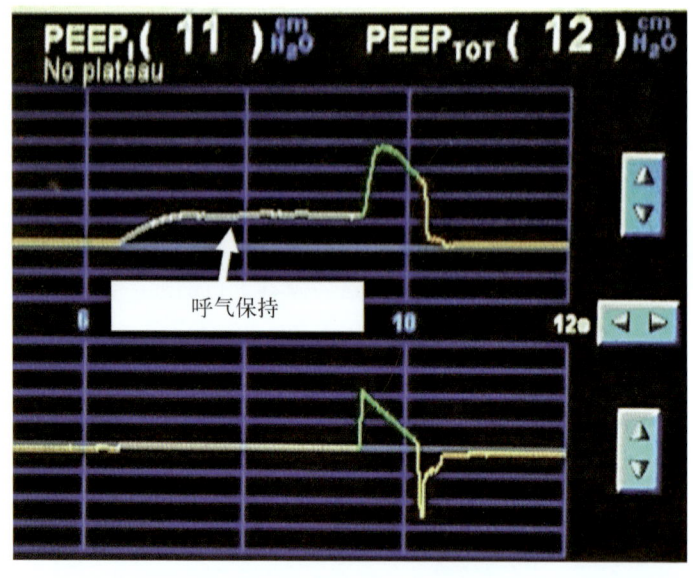

图9-5 气体陷闭情况可以通过呼气保持来进行评估。在该图中，PEEP被设置为1 cmH₂O（仅用于说明目的，不建议用于临床实践）。总PEEP为12 cmH₂O，因此autoPEEP或内源性PEEP为11 cmH₂O

1 : 4也是合适的。同时，继续使用支气管扩张剂以改善同该疾病相关的支气管痉挛也可以降低过高的autoPEEP。

医生可以通过应用呼吸机上的呼气保持按钮来评估气体陷闭所带来的autoPEEP。在此病例中，autoPEEP或内源性PEEP是多少？总PEEP是多少？内源性PEEP为11 cmH₂O，总PEEP为12 cmH₂O。这表明该患者仅被给予了1 cmH₂O的PEEP（一种不寻常的情况，但在此情况下仅出于演示目的）。

因此，哮喘患者的呼吸机设置遵循以下原则。选择6～8 ml/kg理想体重的小潮气量。设置呼吸频率小于

20次/min，通常在10次/min左右的低呼吸频率。1∶3甚至更低的I∶E。5 cmH$_2$O的PEEP。以患者耐受为标准滴定下调FiO$_2$。此类患者应接受持续的深镇静，如果需要，应用神经肌肉阻滞剂。持续应用支气管扩张剂，以及密切监测呼吸叠加和autoPEEP。定期或在调整呼吸机参数后通过呼气保持的方式定期检测autoPEEP。监测动脉血气以评估患者是否得到了良好的通气。

慢性阻塞性肺疾病

有两种类型的阻塞性肺疾病都属于慢性阻塞性肺疾病（COPD），即慢性支气管炎和肺气肿（图9-6）。

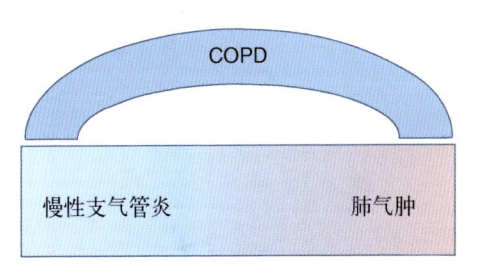

图9-6 慢性支气管炎和肺气肿都属于COPD。大多数COPD患者都有这两方面的问题

慢性支气管炎在病理机制上除支气管平滑肌肥大和气体陷闭的不完全可逆外，类似于前文的哮喘。另外，慢性支气管炎同黏液产生的增加相关（图9-7）。

肺气肿是一种肺实质被破坏的疾病。其不仅因为肺泡数目减少导致肺泡表面积或扩散区域减少（导致DLCO增加），同时由于使小气道保持开放的其他组织减少，导致

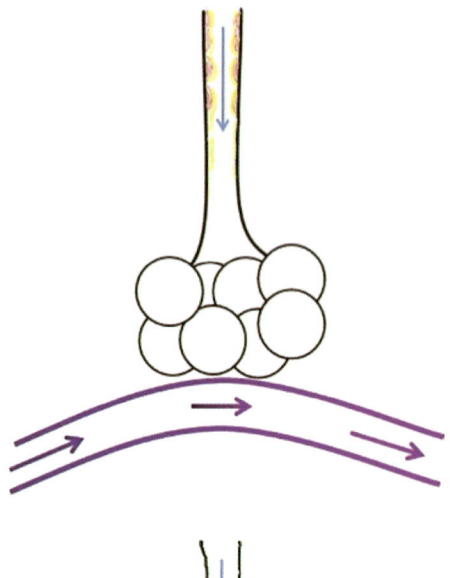

图9-7 在慢性支气管炎中，患者气道狭窄，腺体不可逆的肥大和黏液产生增加

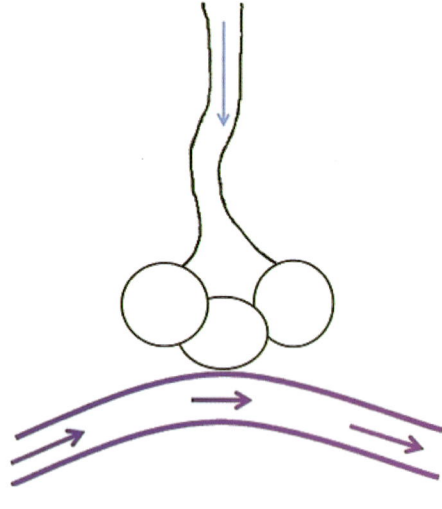

图9-8 肺气肿中存在肺实质破坏，肺泡数目减少和小气道塌陷

小气道变得松弛（图9-8）。

　　了解COPD的病理生理学对于思考如何更好地为这些患者进行机械通气非常重要。然而，应该注意的是，大多

数COPD患者同时存在慢性支气管炎和肺气肿。此两者往往为共存（在一个患者中）而非截然对立的关系。

因BPAP在改善患者结局方面优于气管插管，如今大多数COPD患者接受BPAP进行呼吸支持。

但是，偶尔的，不合适应用BPAP或BPAP试验失败的患者，仍然需要气管插管和有创机械通气。许多适用于哮喘的机械通气原则也适用于COPD。两者都是阻塞性疾病，并且在机械通气过程中患者都需要足够的时间来进行呼气。因此，小潮气量、低呼吸频率和低I∶E是合理的。哮喘和COPD之间机械通气的主要差别在于PEEP的作用。

COPD患者产生autoPEEP的风险很高。由于阻塞性疾病的缘故，这些患者需要更长的呼气时间。但是，阻塞发生的机制在COPD和哮喘之间可能存在不同，尤其是如前所述的伴肺气肿变化的COPD。伴随着气道壁的破坏，小气道在呼气过程中可能出现塌陷，导致其远端的气体滞留。这种气体滞留导致autoPEEP的产生。增加设置的PEEP以匹配autoPEEP不一定是直观的解决方案。但是如下图所示，增加PEEP以防止这些小气道塌陷可以让患者的呼气更充分（图9-9）。

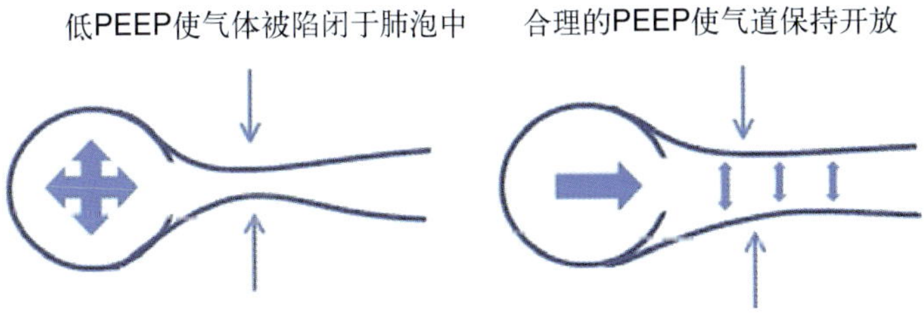

图9-9 该图表明增加PEEP以匹配autoPEEP有助于减少气体陷闭。通过保持小气道的通畅，患者能够更好地呼气

重新分析哮喘部分中的图9-5，可以看到该患者罹患了COPD。如果该患者的autoPEEP或者内源性PEEP为11 cmH$_2$O，你将会选择多大的PEEP？（图9-10）

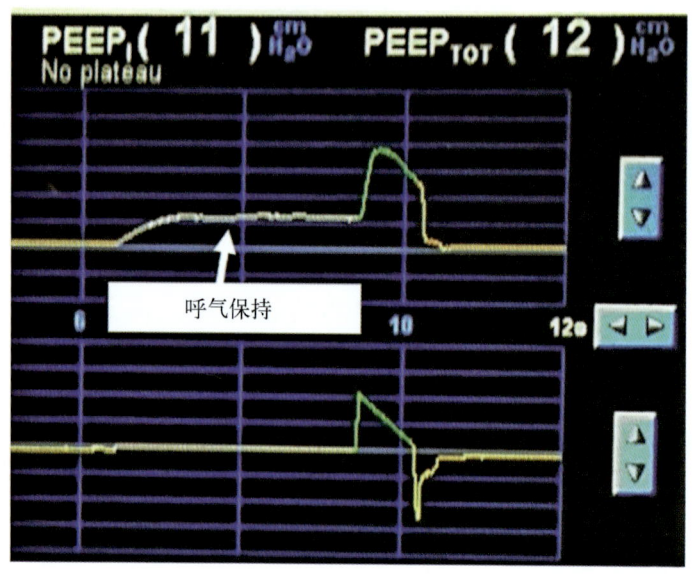

图9-10　autoPEEP或内源性PEEP为11 cmH$_2$O

为了匹配autoPEEP，11 cmH$_2$O的PEEP将是一个合适的选择。

最后，COPD患者往往存在慢性低氧血症。查体发现杵状指可证明患者存在慢性低氧血症。另外，血常规中血红蛋白水平的升高是患者对慢性低氧血症代偿的标志。由于这些患者存在长期的低氧血症，并且对他们而言，通气相比低氧血症更为重要，因此在大多数情况下，COPD患者的氧合目标应设定为88%～92%。随着越来越多的证明高氧风险的数据的累积，这一点正变得越来越重要。

推荐阅读

1. Archambault PM, St-Onge M. Invasive and noninvasive ventilationin the emergency department. Emerg Med Clin North Am. 2012; 30(2): 421−449, ix.
2. Levy BD, Kitch B, Fanta CH. Medical and ventilatory management of status asthmaticus. Intensive Care Med. 1998; 24(2): 105−117.
3. Medoff BD. Invasive and noninvasive ventilation in patients with asthma. Respir Care. 2008; 53(6): 740−748; discussion 749−750.

第十章
具体疾病的机械通气：神经损伤

在急诊室，神经损伤需要机械通气的患者是一类病情特别危重的人群。由于神经损伤在患者到达急诊室前业已发生，急诊室医生不可能预防这些原发性损伤的发生，因此，预防继发性损伤就成了关键所在。神经损伤的患者对氧合、机械通气以及血压的管理具有特殊的需求，实质上，最重要的概念是要保持各个监测参数在正常范围内——既不要太高也不能太低。这类患者需要给予精心监护，因为此时患者的大脑不仅仅是没有生理储备，而且还处在不稳定的风险之中。

创伤性脑损伤

创伤性脑损伤患者的氧合及通气管理方面已经做了深入的研究。大量研究显示，创伤性脑损伤患者早期正确的管理能够改善结局，或至少能够降低继发性损伤之风险。许多研究告诉我们，接受院前气管插管和通气的创伤性脑损伤患者结局更差，究其原因，很大程度上可能是由于在没有监护指导的情况下过度通气所致。

创伤性脑损伤患者处在颅内压增高的风险中，过度通气导致低碳酸血症，随着二氧化碳分压的降低，颅内血管收缩，继而导致脑血流减少。如图10-1所示。大脑低灌注、缺血、血管收缩使患者处于继发性脑损伤的风险中。在过去的几十年中，对于有高颅压风险的患者尽管临床医生习惯推荐应用过度通气，但这一通气方式已不再推荐应用，原因就在于大脑低灌注会使患者结局更加恶化。因此，指南推荐正常$PaCO_2$目标值为35～40 mmHg。

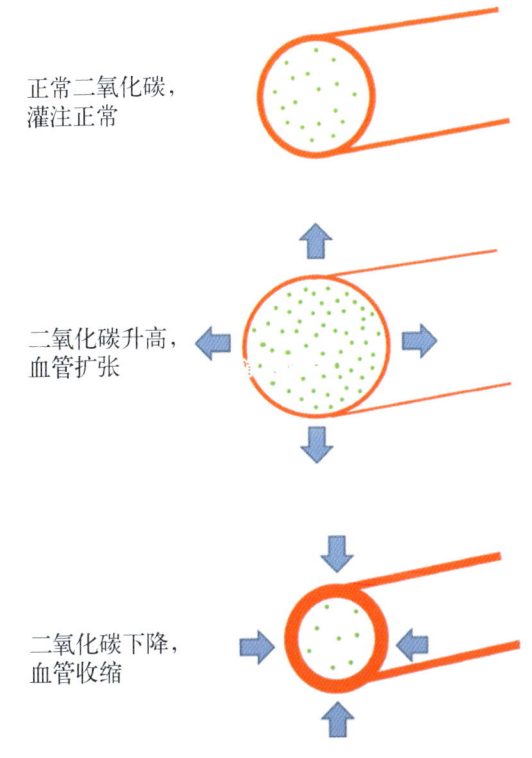

正常二氧化碳，灌注正常

二氧化碳升高，血管扩张

二氧化碳下降，血管收缩

图10-1 此图组描述了$PaCO_2$对脑血管的作用，上图，$PaCO_2$正常，约40 mmHg；中图，$PaCO_2$明显升高，可见于肺泡低通气，结果导致血管扩张和颅内压增高；下图，显示低$PaCO_2$，可见于肺泡高通气，结果导致血管收缩，继而造成大脑易损区域缺血进一步加重

对创伤性脑损伤气管插管患者，在人工气囊通气时应尽量减少通气量，以降低非主观性过度通气的风险。在进行人工气囊通气时，有一个实用的小技巧，即一旦看到患者胸廓有起伏动作后就立即停止挤压气囊，呼吸频率依抢救者自己的呼吸频率而定。继而应尽可能快地以机械通气来替代人工通气，合理的初始分钟通气量目标值为7～8 L/min。创伤患者可能处于高代谢状态，因此给以稍高于正常的初始分钟通气量是合适的。

所有神经损伤患者都存在发生ARDS的风险。而神经损伤以外的其他患者，可施行允许性高碳酸血症通气策略，保持小潮气量，并允许患者有充足的呼气时间。然而，允许性高碳酸血症不适用于神经损伤的患者，因此呼吸机参数应做相应调整。

二氧化碳监测对神经损伤患者非常实用。启动二氧化碳监测后，反复检测动脉血气会有助于二氧化碳分压（PCO_2）和呼吸末二氧化碳（$ETCO_2$）保持良好的相关性。有些患者，尤其是胸部创伤或有潜在发生肺部疾病的患者，无效腔量可能会明显增大，造成实际无效腔量大于预期值，故两者差值较大，正常情况下，两者差值大约为5。一旦PCO_2和$ETCO_2$两者良好的相关性得到建立，如若肺部状况没有明显改变，就应追踪$ETCO_2$趋势变化。

人们直觉认为，创伤性脑损伤发生的低氧血症与不良结局以及继发性损伤相关。大量的研究表明，患者在急诊室常常出现高氧状态，特别是在气管插管过后，但是许多临床医生可能还没有意识到这一问题的严重性，高氧血症同样是有害的，造成损害的可能机制为恶化反应损伤和氧自由基的生成。因此，临床追求的目标是正常氧合，这正是气管插管后每隔15～20 min为患者检测一次血气分析的另一个原因所在。管理创伤性脑损伤患者时，吸氧浓度一定要低，目标PaO_2保持在75～100 mmHg，对应的血氧饱和度维持在95%～99%，要依个体的氧合血红蛋白解离曲线而定。

创伤性脑损伤患者也非常容易受到低血压和高血压影响，可造成进一步损害。气管插管和机械通气开始后，临床医生应该积极地加强血流动力学管理。容量丢失的患者应该输液输血行容量复苏，如有指征，任何低血压或有低血压风险的患者应给予血管加压药物以维持脑灌注压。高血压也同样需要重视，喉刺激有时可导致高血压，应避免收缩压超过140 mmHg，否则，至少应给予镇静镇痛治疗，在极少数情况下，如果需要可给予降压药物。

缺血性卒中

缺血性卒中患者需要气管插管和机械通气的原因可能有很多，如保护气道、误吸后呼吸衰竭或者有创性操作的需要。缺血性卒中患者一旦需要气管插管则提示预后不良，此刻，对急诊室医生来讲，当务之急并应尽最大努力去做的事情是防止大脑易损区域、如半暗区发生继发性损伤。

就像创伤性脑损伤一样，缺血性卒中患者也处于低碳酸血症诱发的血管收缩风险之中，其结果是继发性脑缺血。脑血管收缩、半暗区血液灌注进一步减少，结局更差。同样，高碳酸血症也应加以避免，以降低血管扩张程度，因为血管扩张的结果是颅内压增高。因此，临床医生的目标是将$PaCO_2$保持在35～45 mmHg这一正常范围内。急性缺血性卒中颅内压增高的风险低于创伤性脑损伤，所以允许$PaCO_2$目标值的浮动范围更宽一些。开始时应小潮气量通气，潮气量目标值为6～8 ml/kg（预测体重），分钟通气量目标值为5～6 L/min，原因就在于和创伤性脑损伤患者相比，缺血性卒中患者几乎不可能出现高代谢状态。

缺氧和高氧对缺血性卒中患者都会造成损害，目前的指南推荐血氧饱和度应保持在94%以上，但指南没有提供血氧饱和度确切的上限数值。在缺血性卒中患者中，由于高氧与病死率增加相关，故应以最低的吸入氧浓度以能维持血氧饱和度在95%或以上便可。对神经损伤患者而言，检测ABGs的意义不仅仅限于评估低氧血症而且还在于评估高氧状态，这些变化是脉搏血氧不易检测到的。

在缺血性卒中患者中低血压也必须避免发生。这些患者具有脱水的风险，如有可能，建议在气管插管前给予补液扩容，在血管再通之前，收缩压至少应维持在140 mmHg以上（如果有此计划）。然而，高血压会增加出血的风险，特别是那些行血管内溶栓的患者风险更大，因此目标血压不要高于180/105 mmHg。

颅内出血

颅内出血患者的管理原则与创伤性脑损害和缺血性卒中的管理原则相似，这类患者也同样易受过度通气低碳酸血症所致的缺血影响，由于颅内出血发生颅内压增高的风险高于缺血性卒中，故此$PaCO_2$目标值保持在35～

40 mmHg这一范围内是合理的。此外，高氧状态也同样会导致颅内出血患者死亡率增高。颅内出血患者具有发生ARDS的风险，有鉴于此，也应行小潮气量通气，潮气量按预测体重计算，6~8 ml/kg，通气过程中必须密切监测ABGs和二氧化碳的动态变化。

与其他神经损伤患者一样，颅内出血患者血压可能波动很大，因此保持正常的脑灌注是关键。在给颅内出血患者行气管插管过程中和初始通气时，临床医生应该意识到患者有发生血流动力学不稳定之风险，对此要做好准备，以便快速处理可能发生的高血压和低血压。

癫痫持续状态

癫痫持续状态需要气管插管的患者面临着一些独特的挑战，如果可能的话，应仅在气管插管时使用短效肌松剂，从而最大限度地减少给查体带来干扰。可想而知，这类患者处于高代谢状态，同时伴有乳酸性酸中毒，所以分钟通气量应该随之增加，初始分钟通气量可能至少需要8~10 L/min，随后应密切监测酸碱变化，以减低因额外代谢性损伤导致的继发性损害的风险。核心概念见表10-1。

表10-1 神经损伤时机械通气目标

创伤性脑损伤	缺血性卒中	脑出血	癫痫持续状态
$PaCO_2$	$PaCO_2$	$PaCO_2$	$PaCO_2$
35~40 mmHg	35~45 mmHg	35~40 mmHg	35~45 mmHg

(续表)

创伤性脑损伤	缺血性卒中	脑出血	癫痫持续状态
MV 7～8 L/min	MV 5～6 L/min	MV 6～7 L/min	MV 8～10 L/min
PaO_2	PaO_2	PaO_2	PaO_2
75～100 mmHg	75～100 mmHg	75～100 mmHg	75～100 mmHg
O_2饱和度 95%～99%	O_2饱和度 95%～99%	O_2饱和度 95%～99%	O_2饱和度 95%～99%
SBP120～140	SBP140～180	SBP < 140	因病因而异

$PaCO_2$二氧化碳分压；MV分钟通气量；PaO_2氧分压；SBP收缩压。

推荐阅读

1. Davis DP, Idris AH, Sise MJ, et al. Early ventilation and outcome in patients with moderate to severe traumatic brain injury. Crit Care Med. 2006; 34: 1202-1208.
2. Warner KJ, Cuschieri J, Copass MK, et al. Emergency departmentventilation effects outcome in severe traumatic brain injury. J Trauma. 2008; 64: 341-347.
3. Davis DP, Douglas DJ, Koenig W, et al. Hyperventilation followingaero-medical rapid sequence intubation may be a deliberateresponse to hypoxemia. Resuscitation. 2007; 73: 354-561.
4. von Elm E, Schoettker P, Henzi I, et al. Pre-hospital tracheal intubationin patients with traumatic brain injury: systematic reviewof current evidence. Br J Anaesth. 2009; 103: 371-386.
5. Lahiri S, Schlick K, Kavi T, Song S, Moheet AM, Yusufali T, Rosengart A, Alexander MJ, Lyden PD. Optimizing outcomes formechanically ventilated patients in an era of endovascular acuteischemic stroke therapy. J Intensive Care Med. 2017; 32(8): 467-472.
6. Jauch EC, Saver JL, Adams HP Jr, et al. American Heart Association Stroke Council; Council on Cardiovascular Nursing;Council on Peripheral

Vascular Disease; Council on Clinical Cardiology. Guidelines for the early management of patients withacute ischemic stroke: a guideline for healthcare professionals from the American Heart Association/American Stroke Association. Stroke. 2013; 44(3): 870−947.
7. Rincon F, Kang J, Maltenfort M, et al. Association betweenhyperoxia and mortality after stroke: a multicenter cohort study. Crit Care Med. 2014; 42(2): 387−396.
8. Badenes R, Bilotta F. Neurocritical care for intracranial haemorrhage: a systematic review of recent studies. Br J Anaesth.2015; 115(Suppl 2): 68−74.

第十一章
呼吸机报警的故障排查

急诊科患者气管插管后病情恶化的风险较高。了解患者病情恶化的常见情况并具备系统的方法，是应对这些高度应激状态的关键。

当呼吸机压力降低时，会出现低压报警。从呼吸机到肺这个回路中任何环节的中断都可能出现低压报警。可能的原因如下：

- 呼吸机管路和气管内导管（ETT）的连接中断。
- 患者做功增加——缺氧，呼吸过程中的"吸入"。
- ETT移位或脱出——也可能是ETT的尖端正好位于声门水平，无法满足患者通气。
- ETT接头漏气，空气逸出。
- 呼吸回路的某处破损，但这种可能性极小。

同样，从患者到呼吸机任何一处出现问题也会导致高压报警：

- 机械通气患者出现人机对抗或"呛咳"时，气道峰压升高。
- autoPEEP升高。
- 任何造成气流受阻的因素，如气管导管插入一侧主支气管、支气管痉挛、气胸，或痰液/血液堵塞ETT或气道，都会造成气道高压。

- ETT损坏，如可能出现扭曲或咬管等。

永远不要忽略呼吸机报警，而应把它们当作一种预警状态。急诊科机械通气患者恶化的风险最高，因此对高压报警和低压报警都应立即关注。在这种情况下，治疗团队对患者进行充分评估至关重要，包括呼吸治疗师（RT）的辅助（如果有的话）。

"DOPES"记忆法可帮助医生快速评估故障，见图11-1。它可以提醒医生快速排查导致机械通气患者病情恶化的常见原因。

呼吸机报警的鉴别

D – Dislodged tube (check with ETCO$_2$, direct visualization)脱管（检查ETCO$_2$，直接可视）

O – Obstructed tube (mucus plug, blood, kink)管道堵塞（痰栓、血液、管路扭曲）

P – Pneumothorax气胸

E – Equipment failure (ventilator, tubing, etc)设备故障（如呼吸机、管路等）

S – Stacked breathing (autoPEEP)呼吸叠加（autoPEEP）

图11-1 DOPES记忆法，评估插管患者报警或病情恶化的原因

另一个相关的记忆法"DOTTS"，可提示医生如何处理呼吸机报警。虽然报警类型不同（低压报警或高压报警）对病情恶化的影响也不同，但都需要快速响应。第一步，立即断开呼吸机，多考虑公式以外的设备因素。将带有储氧袋（含氧100%）的简易呼吸器与患者相连并提供通气。这一诊断性操作可帮助医生评估压力是升高了还

是降低了。第二步，在ETT中插入吸痰管，检查ETT有无阻力，是否开放。存在痰栓时，吸痰也是一种治疗。由此可对导致病情恶化的相关情况进行鉴别诊断。如上所述，若考虑是autoPEEP的问题，医生可对呼吸机进行微调；若怀疑气胸，可行床旁超声（US）评估有无肺滑动征（图11-2）。

呼吸机报警的检查方法

D – Disconnect the patient from the ventilator, provide gentle chest pressure 断开呼吸机，减少胸腔压力

O – Oxygen 100% by manual bagging, check compliance bysqueezing the bag. 由简易呼吸器提供100%纯氧，挤压储氧袋检查其顺应性

T – Tube position/function (pass a suction catheter) 检查导管的位置/功能（插入吸痰管）

T – Tweak the vent 微调通气孔

S – Sonography (PTX; Mainstem intubation; plugging) 超声检查（PTX；插入主支气管；堵塞）

图11-2 DOTTS记忆法，气管插管患者病情恶化的评估和治疗步骤

推荐阅读

1. Archambault PM, St-Onge M. Invasive and noninvasive ventilationin the emergency department. Emerg Med Clin North Am. 2012; 30(2): 421−449, ix.
2. Wood S, Winters ME. Care of the intubated emergency departmentpatient. J Emerg Med. 2011; 40(4): 419−427.

第十二章
机械通气案例

案例

案例1

34岁女性患者，就诊于急诊科，主诉肌痛、头痛、恶心及发热1 d。患者呈现呼吸窘迫状态。生命体征：体温36.6℃，心率121次/min，血压89/45 mmHg，室内空气下SpO_2 82%。

1. 这个患者的呼吸支持模式有哪些选择？每一种的利弊如何？

2. 你选择给患者气管插管，该怎样设置通气参数？需要知道其他哪些信息？

3. 这个患者通气目标是什么？

4. 这个患者有ARDS么？如果判断？

5. 血气分析pH 7.14 CO_2 54 mmHg O_2 89 mmHg（100%通气）。如何解释血气结果？

6. 图12-1显示患者通气指标。

6a. TV上显示的是什么？

6b. PEEP是多少？

6c. PIP是多少？

6d. P_{plat}是多少？

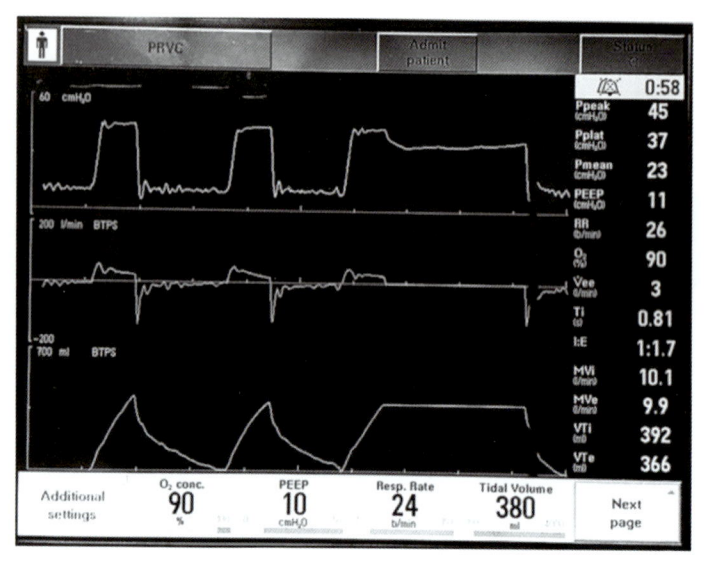

图 12-1　例 1 呼吸机屏幕

7. 你会调整哪些通气参数？

8. ICU床旁等候时，患者血氧饱和度开始降低，如何评估这一情况？

案例 2

56岁男性患者，长期吸烟，怀疑COPD，临床表现为喘憋、气短（SOB）、胸闷。EMS给予支气管扩张剂，但他到达急诊时处于濒死状态。生命体征：体温36.6℃，心率115次/min，血压160/82 mmHg，室内空气下$SpO_2$87%（吸氧同时吸入沙丁胺醇）。

1. 这个患者的呼吸支持模式有哪些选择？每一种利弊如何？这些呼吸支持类型绝对和相对禁忌证是什么？

2. 如何选择通气参数方案？呼吸支持的目标是什么？

3. 如何评估无创通气是否合适？

4. 图12-2显示患者通气指标。

4a. IPAP是多少？

4b. EPAP是多少？

4c. 每一个指标都是什么意思？

4d. 潮气量是多少？

4e. 分钟通气量是多少？

5. 患者血气7.25/75/68，如何解释这个血气结果？

6. 患者等待转运至ICU时监测仪报警，重复报警的生命体征：血压85/45 mmHg，心率130次/min，RR 30，室内空气下SpO_2 85%。这种情况如何处理？

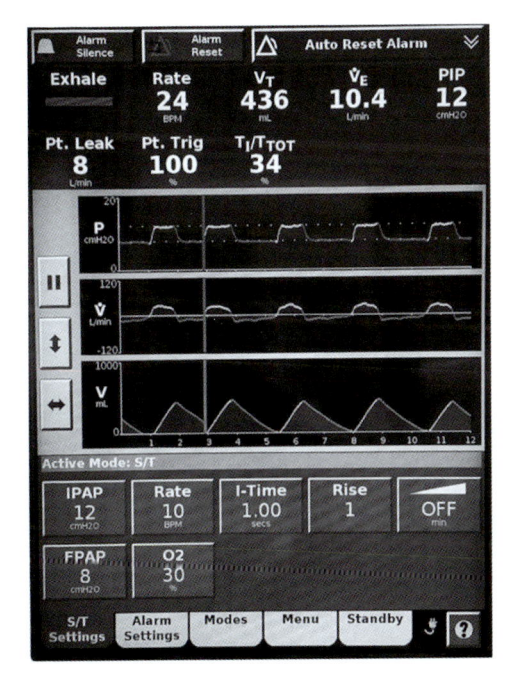

图12-2 例2呼吸机屏幕

案例3

24岁男性患者,既往哮喘,长期控制不佳,就诊时表现为上呼吸道感染后进行性加重气短。你用了所有合适的药物治疗,但患者开始出现乏力和持续呼吸窘迫。

1. 这一患者的呼吸支持有哪些选择?每一种利弊如何?

2. 选择气管插管,如何设置这个患者的通气参数?需要知道其他哪些信息?

3. 图12-3显示患者的通气指标。

3a. TV上显示的什么?

3b. PEEP是多少?

3c. PIP是多少?

3d. 吸呼比是多少?

4. 你认为患者能配合还是抵抗?如何判断?

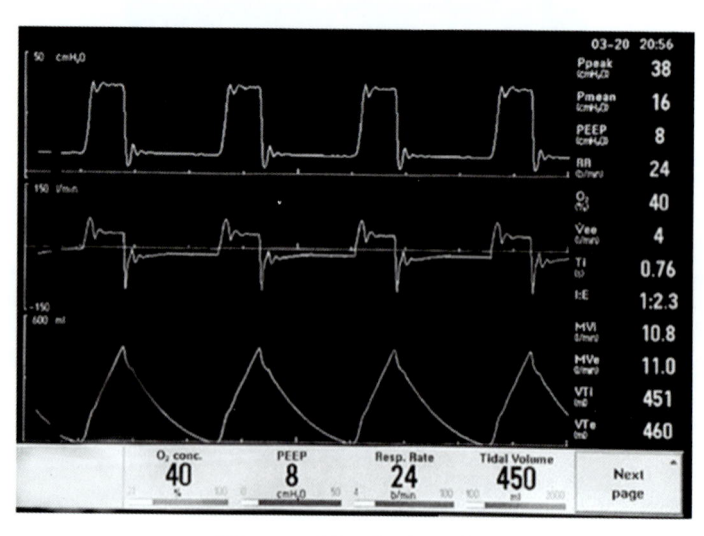

图12-3 例3呼吸机屏幕

5. 能否量化吸入的空气?

6. 你会调整哪些通气参数值?

7. ICU床边等待时,开始出现低压报警,如何评估这一情况?

案例4

28岁男性患者,车祸后被送来急诊。该患者反应迟钝,鼾式呼吸,GCS 5分。到达急诊后立即气管插管。

1. 呼吸治疗师请示给患者接上呼吸机还是应该持续给患者捏皮球通气,因为患者即将去做CT扫描。应如何回答?为什么?

2. 该患者如何设置呼吸机参数?你想知道哪些其他的数据?

3. 图12-4是呼吸机屏幕。

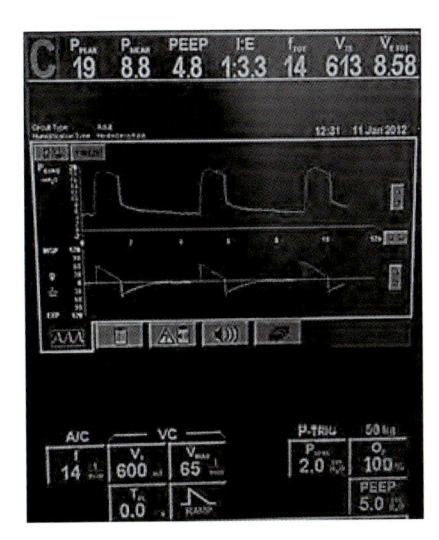

图12-4 呼吸机屏幕

（1）屏幕显示的什么？

（2）分钟通气量多少？

（3）PIP是多少？

4. 血气回报：7.54/28/225，如何调整呼吸机参数？

5. 患者头CT结果提示大面积硬膜下血肿。这会改变你的通气设定值吗？你会降低PEEP吗？

6. 如果患者出现血胸，你预期呼吸机指标会出现什么变化？

案例答案

案例1

1. 这一患者呼吸支持有三种选择。

（1）患者可以试验高流量鼻导管通气。优点是它可以提供很好的无创通气支持。缺点就是如果患者出现休克或者其他不稳定情况，高流量鼻导管吸氧可能不足以支持。

（2）无创正压通气。这种呼吸支持是吸氧和辅助通气的非常好的方法。然而，如果患者有精神疾病、出现休克，患者就需要气管插管。

（3）气管插管和机械通气。这一方法的缺点是有创，对于感染性休克的患者可能是最合理的选择。

2. 这个患者应设置低流量通气，目标值6～8 ml/kg理想体重。她的主要问题是低氧血症，因此她要有足够的PEEP支持。重要的数据是知道她的身高以便于预测理想体重。

3. 这一患者通气目标是低流量通气基础上维持她的平

台压低于30。应维持足够的氧合，试图最大限度地减少镇静带来的窘迫加重。氧浓度应尽快减低，目标氧合指数88%～92%。允许高碳酸血症。

4. 题干没有提供足够数据来判定患者是否有ARDS。如想确定，我们需要知道胸片结果来评估双侧渗出情况。另外，根据题干推测，这种情况实质上不是心源性的；然而，没有获得更多病史之前也不能确定。然而，如果患者满足ARDS条件，她会是严重的ARDS。

5. 根据患者的氧合指数89（89/1.0）看出她的氧合很差。所以考虑她仅是轻微的高碳酸血症（54 mmHg），而pH在7.14.

6a. 屏幕设置潮气量360 ml。最后一次吸气量392 ml，最后一次呼气量366 ml。

6b. 10

6c. 45

6d. 37

7. 这一问题具有挑战性，因为患者已经处于低潮气量在380 ml。吸气峰压和平台压都非常高。增加PEEP可能会改善她的顺应性。如果患者大面积肺不张，肺复张和增加PEEP可能改善肺不张而改善肺顺应性。

案例2

1. 患者有COPD，目标氧气水平多在88%～92%。因此，当患者确诊低氧血症，他的呼吸做功就比相对轻中度低氧血症的做功增加，这无疑是一个问题。尽管高流量鼻导管吸氧能改善轻度高碳酸血症，怀疑COPD的患者改善性吸氧有时可以降低呼吸做功，无创通气支持可能是更好的选择。无创通气支持已经证实可以改善COPD患者的预后。这个患者可以气管插管和机械通气，但是除非患者有禁忌证，大多数COPD患者应该试验性先用双水平正压通气呼吸机治疗。高流量鼻导管吸氧的绝对禁忌证包括气道狭窄。无创呼吸支持的绝对禁忌证是起到狭窄、严重精神状态改变，近期耳鼻喉/上消化道手术，小肠梗阻或其他会引起呕吐高风险的病因。

2. 开始双水平无创通气时，通常从相对低值设定在10/5 cmH$_2$O。患者的潮气量、呼吸频率、整体舒适度可以再评估。应在通气开始15～30 min后复查血气，确保患者通气得到改善。

3. 无创通气和有创机械通气一样为患者提供潮气量和分钟通气量。除了监测价值，临床监测、查看氧饱和度、呼吸频率、呼吸做功、辅助呼吸机使用和监测血气对于保证通气充分同样重要。

4a. 12。

4b. 8。

4c. 无创通气的BPAP，吸入气道正压（IABP）在有创通气等同于PIP。呼气正压通气（EPAP）等同于PEEP或CPAP。这个案例EPAP设为8是基础压力值。每一次呼吸，患者收到额外4 cmH$_2$O支持，也就是总共12 cmH$_2$O。

4d. 10.4 L/min。

5. 患者有慢性呼吸性酸中毒合并急性呼吸性酸中毒。患者还有低氧血症，吸氧30%下氧分压68 mmHg。

6. DOPES和DOTTS助记设备用于气管插管患者。类似观念可以应用于正压通气的患者。DOPES从位移开始，与这一情况无关。然而，通气阻塞、气胸、设备失败，蓄积为鉴别诊断提供合理开端。类似的，患者没有必要断开系统吸氧浓度100%；然而就这个患者来说，使患者脱离无创通气、考虑到气道阻塞、听诊怀疑气胸患者双侧的呼吸音，都是30 s内评估患者的合理步骤。

案例3

1. 这个病例中，患者表现为严重的哮喘合并呼吸衰竭。患者有反应性气道疾病导致的气道阻塞。因为吸氧不是主要问题，高流量鼻导管吸氧不太可能是最好的选择。尝试无创正压通气治疗是合理的，因为如果患者不立即有反应，他就需要气管插管了。无创通气治疗哮喘的劣势是患者有空气滞留的风险，无创通气时不能镇静太深。另外，如果患者开始发力或表现为精神状态异常，无创通气就不是支持治疗的合适方案。患者可以气管插管机械通气，然而，这种方法对于哮喘患者也有风险。机械通气引起空气滞留的高风险必须被治疗和监测。

2. 患者通气的关键原则包括维持低呼吸频率、低I∶E比、潜在高流速。所有的干预措施中，维持低呼吸频率是最有效的和最给患者足够时间换气的。另外，哮喘患者应该低潮气量通气使呼气量达到最小。允许的高碳酸血症或允许患者轻中度呼吸性酸中毒对于哮喘患者是可以接受的。

3a. 450 ml。

3b. 8 cmH_2O。

3c. 38 cmH_2O。

3d. 1∶2.3。

4. 这个患者可能有个矛盾的问题。确定的方法是检查肺功能。通过监测平台压或者监测吸气屏气，医生可以鉴别吸气峰压和平台压的区别。如果两者相差少于 5 cmH$_2$O，患者几乎没有抵抗的问题。相反地，如果患者有高吸气峰压和低平台压，这就表明患者有明显的呼吸抵抗。吸气屏气没有显示在图 12-3；然而，当监测这些指标时，患者平台压仅仅 24 cmH$_2$O。这表明患者存在抵抗而不是顺应。

5. 空气滞留很容易在床旁被量化，通过一次吸气屏气。这样会自动给一次 PEEP。尽管吸气屏气也没有在图 12-3 上显示，这一方案的自动 PEEP 是 9 cmH$_2$O。这表明由于不能完全呼气，患者有 9 cmH$_2$O 残留压力。仔细看患者的监测，我们可以看到患者没有充分呼气，因为下一个呼吸开始前流速波从未回到基线。回放评估波形是唯一的定性措施，不会量化空气滞留的数量。

6. 患者吸气压升高。除了提供积极治疗如持续性支气管扩张剂、激素、镁剂和其他格式的医疗干预措施，应该调整患者的通气指标。呼吸频率是 24 次 /min，对于哮喘患者来说太高了。减低到 14 次 /min 是合理的。另外，医生可以降低潮气量来减低患者必须呼出的气体量。最后，尽管一些 PEEP 总是合适的，但这个患者的 PEEP 可以从 8 cmH$_2$O 降到 5 cmH$_2$O。

7. 尽管这个患者有呼吸叠加的高风险，这会导致高压警报，但问题条显示患者有低压的警报。

案例 4

1. 尽管可能很快运送到 CT 室，神经损伤的患者应尽快给予机械通气使无意的二次损伤风险降低到最小。应用机械通气包括便携式或用于运送至放射科或者设备间的转运式通气，通过提供持续潮气量和呼吸频率确保持续通气至关重要。持续监测能够使无意的高通气或低通气风险最小化。

2. 这是个明显神经损伤的创伤患者。给予患者低潮气量通气［6～8 ml/kg（预计体重）］是合适的，设置呼吸频率让患者开始分钟通气量至少7～8 L/min。因此，知道患者的身高，预测体重可以计算出来。至少给患者PEEP为5，FiO_2尽快减低，目标值氧饱和度在95%～99%。插管后15～30 min内复查血气确定$PaCO_2$ 35～40，PaO_2 80～100。

（1）潮气量设置为600 ml，患者实际接收613 ml。

（2）8.58 L/min。

（3）19 cmH_2O。

4. 血气分析提示患者存在过度通气。20 s内$PaCO_2$低于目标值35～40，因此呼吸频率或潮气量应该降低来减低总体分钟通气量。另外，患者氧气量过多，225 mmHg这一水平太高可继发脑损伤。FiO_2本质上应减低到60%，监测SPO_2保证患者没有通气不足。

5. 即使存在硬膜下血肿，保证患者低PEEP是合适的。创伤和其他神经损伤患者有发生ARDS的高风险。PEEP被认为可以预防ARDS，一定程度上可以预防"肺萎陷伤"，或者反复开闭引起的肺泡损伤。总PEEP 5 cmH_2O对于所有患者是合适的最低值。

6. 如果发生血胸，患者肺顺应性会下降。这表现为呼吸峰压和平台压升高。

推荐阅读

1. Archambault PM, St-Onge M. Invasive and noninvasive ventilation in the emergency department. Emerg Med Clin North Am.2012; 30(2): 421-449. ix
2. Spiegel R, Mallemat H. Emergency Department Treatment of the Mechanically Ventilated Patient. Emerg Med Clin North Am. 2016; 34(1): 63-75.
3. Wright BJ. Lung-protective ventilation strategies and adjunctivetreatments for the emergency medicine patient with acute respiratory failure. Emerg Med Clin North Am. 2014; 32(4): 871-887.
4. Mosier JM, Hypes C, Joshi R, et al. Ventilator strategies and rescuetherapies for management of acute respiratory failure in theemergency department. Ann Emerg Med. 2015; 66: 529-541.

第十三章
总结和主要理念

总之，机械通气是急诊科医生为改善氧合和通气、减少呼吸功及帮助患者在危重疾病状态下满足其代谢需求而进行的重要程序。同样重要的是：需要认识到机械通气可能会导致一些并发症，所有气管插管患者都必须考虑并尽量减少这些并发症。虽然没有任何过程能取代呼吸治疗师和重症监护医生的治疗，但拥有共同的词汇和理解将有助于改善协作和这些患者的治疗。

提醒一下，本文的目的是：

1. 使急诊科医生熟悉机械通气方面常用的术语

许多术语在机械通气中互换使用导致了混乱。选择适当的术语，并在使用时保持一致。

关键概念包括潮气量、呼吸频率、分钟通气量、PEEP、阻力、顺应性、吸气峰压、平台压，内源性PEEP和肺不张。

通气模式为辅助控制（包括容量控制、压力控制及压力调节容量控制）、压力支持和同步间歇指令通气。

2. 回顾与机械通气相关的呼吸生理学的基本原理

有两种类型的V/Q失调：分流是没有通气的灌注，无效腔是没有灌注的通气。机体试图通过低氧性血管收缩来优化V/Q匹配。

阻力与气流有关，而顺应性是整个系统的可扩展性。吸气峰压包含阻力和顺应性因素，而平台压只涉及顺应性。

3. 讨论选择呼吸机设置的基本原则

呼吸机屏幕提供了大量数据，但通常情况下，供临床医生选择的设置显示在底部，患者的反应显示在顶部。

潮气量应选择6～8 ml/kg预测体重（基于身高和性别计算）。需要选择合适的呼吸频率以达到合理的分钟通气量。

PEEP最小应设置为5 cmH$_2$O，并根据需要滴定至更高水平，以纠正低氧血症和肺不张。

呼吸机设置选定后必须对患者不断重新评估，并根据动脉血气结果、吸气峰压和平台压监测滴定设置以减少伤害。

4. 制定治疗ARDS、哮喘、COPD和神经损伤机械通气急诊患者的策略

ARDS：ARDS患者管理中最重要的概念是小潮气量通气，同时平台压力目标 < 30 cmH$_2$O。这些患者可能还需要高水平的PEEP以改善氧合。对这些患者进行动脉血气检查对确定氧合指数及滴定其FiO$_2$需求至关重要。即使是气管插管后他们也可能发展为严重的低氧血症，需要进行肺复张操作和使用神经肌肉阻滞以改善氧合。其他可以考虑的技术包括俯卧位通气、吸入肺血管扩张剂，甚至ECMO。

哮喘：这些患者有很高的呼吸叠加的风险，进而产生内源性PEEP。他们应以相似的低潮气量、低呼吸和低I：E比进行通气。必须对这些患者进行气体陷闭监测，并通过呼气保持检查内源性PEEP。

COPD：COPD患者通常对双水平正压通气反应良好。如果需要插管，他们应该接受与哮喘患者相似的治疗。区别是COPD患者可能需要更高水平的PEEP以便与源于可塌陷的远端气道的内源性PEEP相匹配。

神经损伤：这些患者在气管插管期间和插管后都有因低氧血症和低碳酸血症引起继发性损伤的风险。因此，应该努力不使这些患者过度通气，而应以正常氧和碳酸血症为目标。

5. 对机械通气期间紧急情况进行评估及响应

呼吸机警报的鉴别诊断是DOPES：移位、堵塞、气胸、设备故障和呼吸叠加。

行动的助记符是DOTTS：断开、球囊给氧、检查导管位置、调整通气孔、超声。

a)